Die Ernst Barlach Museen

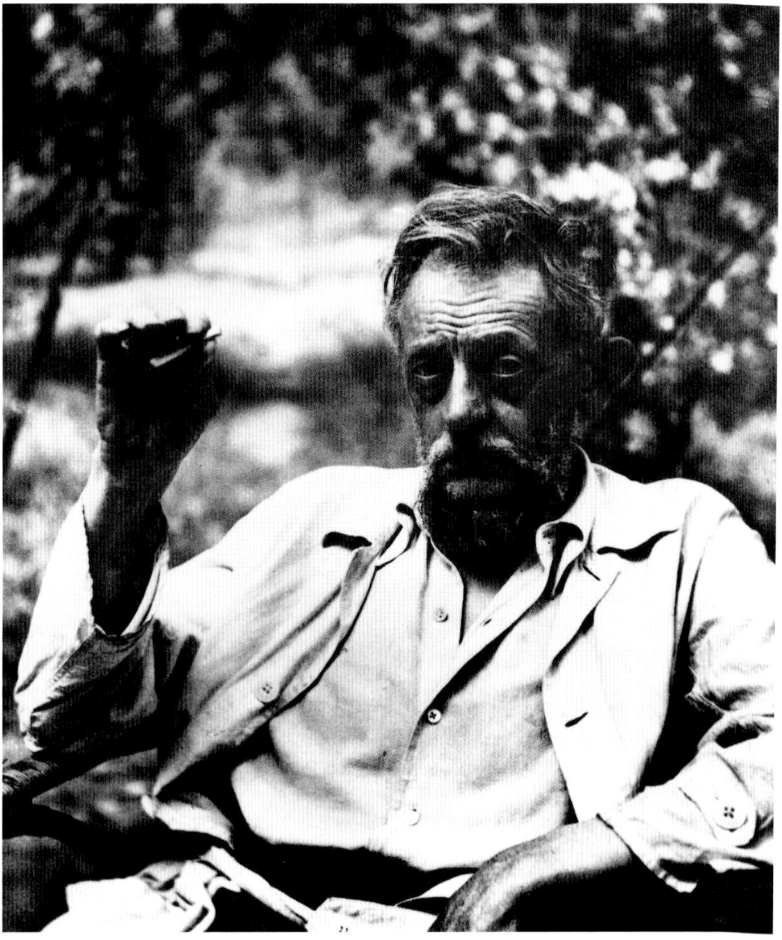

Ernst Barlach 1938. Aufnahme von Karl Heinz Wulf

DIE ERNST BARLACH MUSEEN

Güstrow Ratzeburg Hamburg Wedel

E. A. Seemann Leipzig

Die Deutsche Bibliothek – CIP-Einheitsaufnahme
Die Ernst-Barlach-Museen: Güstrow, Ratzeburg, Hamburg, Wedel. –
Leipzig: Seemann, 1998

ISBN 3-363-00682-9

Gesamtgestaltung: Atelier für grafische Gestaltung, Leipzig
Gesetzt aus »Trump Mediaeval« und »Univers«
Reproduktionen: PPP, PrePrint Professional GmbH, Leipzig
Druck: Druck- und Verlagshaus Erfurt
Printed in Germany

Inhalt

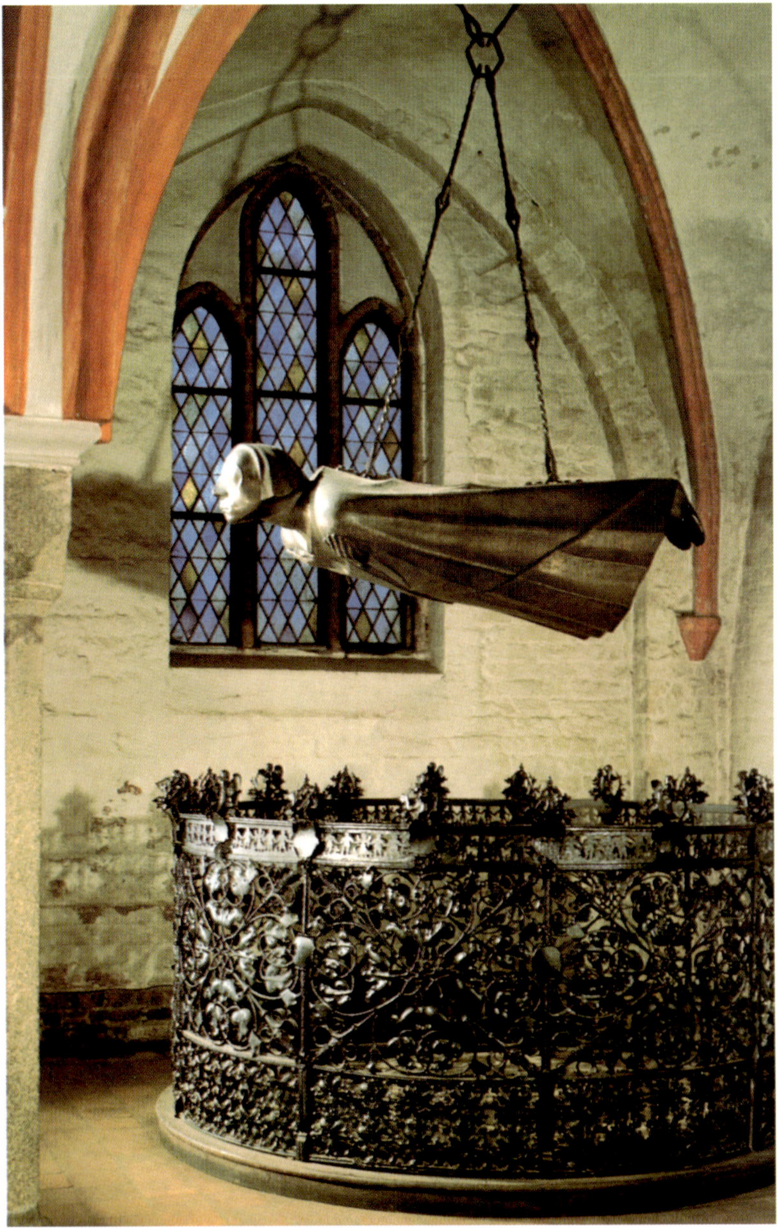

Güstrower Ehrenmal (Schwebender) 1926, Bronze, Dom

In Barlachs frühem Museumsroman *Reise des Humors und des Beobachtungsgeistes,* der Fragment blieb, geistern Gespenster durch die Säle. Bilder fallen aus dem Rahmen und unternehmen unerlaubte Visiten in benachbarten Epochen. Ein Kunstgelehrter liegt als komische Figur auf den Knien. Oberflächliche Damen und Herren kommen herein und sehen sich »nur jedes achtzigste Stück« an. Trotz schöner Versprechungen beherrscht ein etwas dröger, neckischer Unernst das Feld.

Nach Karl Scheffler, dem er im *Selbsterzählten Leben* seine Dankbarkeit bezeugt, war Barlachs Eigenart von einem angestrengten Idealismus geprägt, freilich, so betont Scheffler, mit dem stetigen Verlangen, die eigene Gewichtigkeit auch zu korrigieren. Er nannte ihn pathetisch, gotisch verschnörkelt. Damit wollte er an den Tatbestand erinnern, daß der Künstler zunächst vor allem als Holzschnitzer bekannt geworden ist. Die Schnörkel indessen sind nur das Beiwerk der Substanz. Das Pastorale, Sakrale, das Scheffler mit seinen Vorstellungen vom Mythenbildner Barlach verband, war ein Image, das der Künstler eher kritisch sah. Von seiner querköpfigen, abgründigen Bildsprache ist öfter gesagt worden, daß ihr fast alles, ohne es zu wollen, ins Gleichnishafte geriet. Aber auch die Umkehrung trifft zu: daß dem Symbolwert auf einmal der Boden entzogen ist und sich ein Possenspiel ereignet.

Zu diesem außerordentlichen Menschen führt kein gängiger Weg. Sein Personal gilt als schwerzüngig, schwer zugänglich, wortkarg. Stoßweise kommen Brocken des Innern ans Tageslicht. Hat unter der Heerschar seiner Figuren die Wechselrede einmal begonnen, will sie manchmal nicht enden. Böse oder belustigende Fragen bohren sich gelegentlich bis zu einem Punkt vor, wo die selbsterkannte Gefahr lauert, daß Tiefe sich im Grundlosen verliert. Aber gerade diese Abwegigkeit wäre aktuell: Lange bevor der Begriff des absurden Theaters in Umlauf kam, hat Barlachs Brieffreund, der Kritiker Herbert Jhering, die grotesken Verzweigungen seines Wesens umrissen: »Er kann einen Geschlagenen … als Karikatur zeichnen.«

Rätselvoller Einzelgänger oder Epochenfigur? Allen Herleitungen zum Trotz wird es letztlich nicht zu klären sein. Wer will schon entscheiden, wo er, der keineswegs ein Alleskönner war, denn nun zu größter Freiheit und Meisterschaft fand: als Bildhauer oder Dramatiker, als Graphiker, Verfasser von Prosastücken und Romanen oder – nicht zuletzt – als Zeichner und Briefschreiber? Das Legendäre seiner Erscheinung war manche Jahrzehnte Anlaß für eine vielstimmige Umstrittenheit, die auch nach seinem Tode und in der Nachkriegszeit nicht verstummt ist. Große Teile seines Werkes und seiner Wirkung, besonders die Ehrenmale, wurden als Ärgernis empfunden, und auch die heutige Beschäftigung mit ihm ist von Mißverständnissen nicht frei.

Vielen Vereinnahmungstendenzen hat der Ruhelose widerstanden. Als er im Dreikaiserjahr 1888 in Hamburg mit seinen zeichnerischen und plastischen Studien begann und dann zehn Jahre später in dieser Stadt Fuß zu fassen suchte (was ihm nicht gelang), hat er die turbulenten Überwältigungen der Gründerzeit zur Kenntnis, aber auch auf die Schippe genommen: Er entfesselte nach eigener Aussage Stürme »von wasserkantiger Unbändigkeit«. Als Gehilfe seines Freundes Garbers, der die Ergebnisse signierte, es aber ihm übertrug, die Arbeiten mit dem nötigen Pfiff zu versehen, erging er sich in historisierenden Illustrationen mythologischer Ereignisse. Johannes Schilling und anderen Tagesberühmtheiten von damals fuhr er in die Parade und demonstrierte gleichzeitig im Detail, daß er ihre Schliche ziemlich gut beherrschte. Um 1900 in Berlin und danach in Wedel hat er auf die Manieren des Jugendstils teils mit gleichgestimmtem Sensorium reagiert, teils hat er sie mit knorzig-ungelenkem Charme virtuos überstiegen. Seine Phantasie trieb mit Wörtern und Bildern, ohne den pan-optischen Tendenzen der Moderne geradewegs zu folgen, ein schier unerschöpfliches, freilich auch ungehobeltes Spiel. Er orientierte sich auf mehrere Künste, schien sich auch in Richtung kunstgewerblicher Aufgabenstellungen zu entfalten. Aber er sah vor allem das Ungereimte solcher Symbiosen; für Intentionen gegenseitiger Durchdringung, also für die Mischform eines sogenannten Gesamtkunstwerkes, hatte er wenig übrig.

Um 1905/06 kam der Expressionismus auf. In Taschenbüchern stellte er als einer der ersten dazu seine Betrachtungen an. Ohne sich je aus freien Stücken einer Gruppierung anzuschließen, hat er diesen Expressionismus, vor allem durch seinen 1909 fast fertigen *Toten Tag*, mit heraufgeführt: Bis in feinste Verästelungen hat er ihn mitgetragen, war er untergründig eine treibende Kraft. Als Protagonist ließ er sich allerdings nicht vorzeigen. Seine Bedeutung liegt gerade darin, daß er unübersehbar am Rande stand, was hier vor allem heißt: mit dem Werden und Vergehen dieser Kunstrichtung ist sein Fall nicht ausgestanden. Auch die Ausstellungserfolge in der Secession ab 1907 verführten ihn keineswegs dazu, sich auf ähnliche Weise zu integrieren wie ein Großteil seiner geschätzten Berliner Kollegen. Diese schlossen, hatten sie sich einmal durchgesetzt, nun ihre Kompromisse mit dem sich immer breiter auffächernden, sich in Halbheiten verlierenden hedonistischen Zeitgeschmack. Sie kamen in der Metropole schlecht und recht über die Runden und fragten sich, wie es denn dieser Wildling in einer womöglich philiströsen Ackerbürgerstadt aushalten könne, ob er es mit Gewalt darauf anlegte, zu versauern oder unterzugehen. Aber Barlach floh nicht zuletzt deswegen in die Güstrower Entlegenheit, weil er unerkannt bleiben wollte. Er mochte in dem, was man das gesellschaftliche Leben nannte, keine Rolle spielen, hatte keine Lust, für Vernissagen, Lesungen, Teenachmittage zur Verfügung stehen zu müssen.

In Güstrow dachte er auf die Länge der Sicht von alledem ungeschoren zu bleiben und blieb es nicht. In seinen Wohn- und Arbeitsquartieren in der Plauer, Schweriner und Schützenstraße, später am Heidberg, verschanzte er sich notdürftig und wurde trotzdem von vielen heimgesucht – unter ihnen manche zunächst widerwillig empfangene, später gern gesehene Freunde. Die Hitlerzeit verfolgte ihn und suchte ihn nach der

Abnahme des *Domengels* 1937 auch aus der Stadt herauszudrängen, so daß er nicht in Güstrow neben der Mutter, sondern in Ratzeburg neben seinem Vater bestattet werden wollte. Im nachgelassenen Roman *Der gestohlene Mond* verbirgt sich das erschütternde Selbstporträt eines Leidenden: er ist dort die Seitenfigur des *Mannes mit dem Totengräbergesicht*. Über dreißig Jahre vorher hatte er einmal eine (verschollene) plastische Gruppe entworfen: er sah sich als einen Bruder Hamlets an, der auf dem Kirchhof den Schädel seines Freundes, des Narren Yorick, betrachtet. Nun war, ähnlich wie in Shakespeares Stück, der Geist der Komik in die Grube gefahren, dem Sarkasmus war das Grauen gefolgt.

Das niederdeutsche Idiom des Landsmannes von Hebbel, Brahms, Klaus Groth, von Emil Nolde und Christian Rohlfs entbehrt nicht des Spröden, Abweisenden, Unwegsamen, hat aber auch einen Hang zum Spott. Die wohlfeile Maske eines alleswissenden Eremiten, eines Werkmeisters mit dem, wie Scheffler behauptete, Heiligenschein »einer nach seelischem Ausdruck begierigen Kunst« hat Barlach nicht getragen, beziehungsweise er hat diese Aura halb amüsiert, halb mit grimmigem Humor beiseite geschoben. Dem Gedanken an eine Heimstatt für seine eigenen Werke – Hamburger Freunde regten so etwas an – hat er sich mit äußerstem Zögern genähert. Er verwies auf die Zeit nach seinem Tod, für die er indessen einen letzten Willen nicht hinterlassen hat. Daß die nach seinem Ableben bei ihm in Güstrow verbleibenden Arbeiten irgendwann »vor

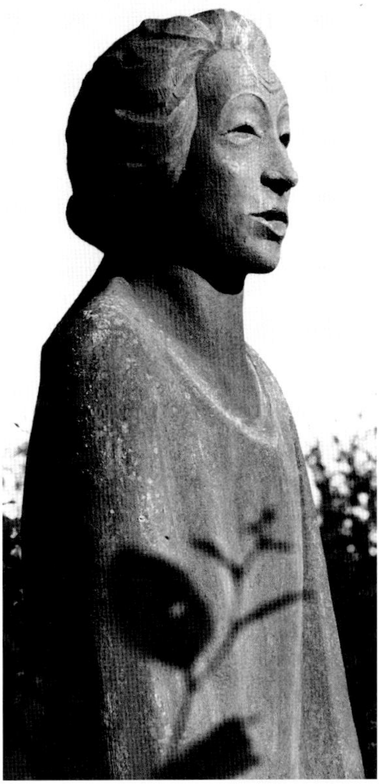

Der singende Klosterschüler auf dem Grab von Ernst Barlach in Ratzeburg

dem üblichen Zerstreutwerden und Verlorengehen bewahrt würden«, entsprach nachweisbar eigenen Überlegungen. Aber man muß sich klar sein, daß er nicht Zeit seines Lebens das Ziel hatte, Kunst zu schaffen, deren Zweck sich darin erschöpfte, in einem Museum zu stehen.

In ihrer Gründungsgeschichte sind die Museen, die sich anschließend selbst vorstellen, voneinander sehr verschieden. Als ihr gemeinsamer Vorzug darf gelten, daß alle Städte, in denen sie sich befinden, einen direkten Bezug zu Barlachs Biographie haben. Im Hamburg-Lübecker Raum, im Lauenburgischen, in Mecklenburg-Schwerin hat er die meiste Zeit seines Lebens verbracht. Güstrow, dessen Bewohner er fast 28 Jahre war, verfügt sogar über zwei ihm geltende Gedächtnisstätten: im Atelierhaus am Heidberg wurde sein Nachlaß bewahrt und in der Gertrudenkapelle öffnete 1953 das erste Barlach-Museum seine Pforten. Dem Interessenten bleibt es überlassen, wo er mit der Reise beginnt. In jedem Fall wird er sich Sammlungen von einem Künstler gegenübersehen, der die Bildhauerei seine »Hauptsache« genannt, aber sofort hinzugefügt hat, sie genüge ihm nicht. Manchen Arbeiten wird er – teils in verschiedenen Fassungen – mehrfach begegnen. Aber an jedem Ort sind Werke, Werkentwürfe und Dokumente ausgestellt, die man nur dort besichtigen kann.

Kaum ein Betrachter wird sich alles hier Vorgewiesene auf einmal anschauen wollen. Auch wer alle genannten Barlach-Häuser aufsucht, hat damit noch längst nicht sein gesamtes Œuvre kennengelernt. Zur Lektüre seiner Schriften und Briefe, zum Erlebnis seiner Theaterstücke kann ein Museumsbesuch nur anregen. Was die Museen im einzelnen ausbreiten, ist, trotz höchst ungleicher Größenordnungen der einzelnen Sammlungen, in keinem Fall der ganze Bestand des jeweiligen Museums. Was aus konservatorischen Gründen nur im Wechsel oder gar nicht bei Tageslicht gezeigt werden kann, ruht im Magazin. Wer davon oder vom Archivgut etwas sehen will, müßte sich vorher anmelden.

Hauptwerke, die die großen allgemeinen Kunstmuseen von Schwerin bis Hamburg, Bremen bis Stuttgart, Dresden bis Karlsruhe, Magdeburg bis Essen, Chemnitz bis Düsseldorf, Berlin bis Duisburg besitzen, können hier nicht beschrieben, ja nicht einmal aufgezählt werden. Die zahlreichen Bildwerke in oder an Kirchen (in den Domen von Güstrow, Magdeburg und Ratzeburg, an der Katharinenkirche in Lübeck und der Nikolaikirche in Kiel, im Ulmer Münster, der Kölner Antoniterkirche, der Berliner Gethsemanekirche und anderen) müssen an den jeweiligen Orten aufgesucht werden; sie sind in den Barlach-Museen zum Teil in anderen Exemplaren, Modellen oder Vorfassungen vorhanden. Das gilt auch für einige weitere öffentlich aufgestellte monumentale Werke, zum Beispiel das *Hamburger Ehrenmal* sowie für Grabstätten in Hamburg-Ohlsdorf und Ebersdorf in Thüringen.

Für die Barlach-Museen in Mecklenburg-Vorpommern, Hamburg und Schleswig-Holstein erscheint zum erstenmal nach dem Ende der deutschen Teilung ein gemeinsames Begleitheft. Die norddeutschen Länder sind mit größeren und kleineren, einem Dichter, Komponisten oder bildenden Künstler geltenden Memorialmuseen gut besetzt. Unter ihnen nehmen die fünf dem Andenken Barlachs gewidmeten Häuser eine besondere Stellung ein: so viele Einrichtungen existieren für keinen anderen Künstler seiner Generation.

Ob berühmte oder vielleicht gerade unbekannte Werke in den Blick genommen werden: ohne die Tugend der Vertiefung in Einzelheiten, ohne Vergleiche mit Varianten erschließt sich ein

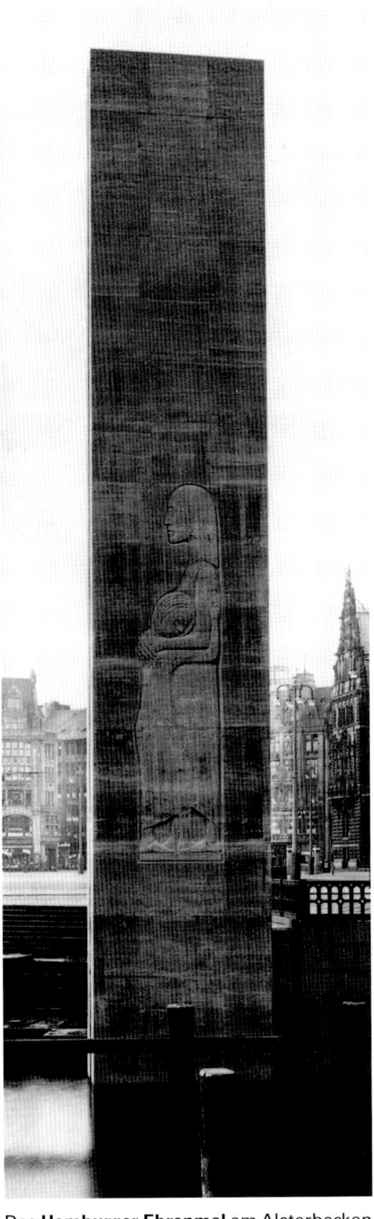

Das **Hamburger Ehrenmal** am Alsterbecken, 1931, Stein

Verständnis kaum. In Barlachs besten Werken steckt auch ihr eigener Widerspruchsgeist, so daß gewiß mancher Anlaß zu Fragen besteht. Wache, kritische Gäste, die selbst wissen, was sie sich vornehmen wollen, sind besonders willkommen.

In einem Barlach-Museum lassen sich Gespräche führen; man kann sich hier treffen: »Seit dem Besuch in Barlachs Haus ... hatten die Schülerinnen Gantlik und Cresspahl eine Verabredung mit einander, eine Heimlichkeit.« In Uwe Johnsons *Jahrestagen* ist im Kapitel vom 14. August 1968 zunächst von New York die Rede, dann von Böhmen und schließlich von Gesine Cresspahl, die mit ihrer Kollektion von Barlachfotos umzog »nach Hessen, ins Rheinland, nach Berlin, an den Riverside Drive«. In Amerika war es auch, daß Thomas Mann – übrigens ein aufrichtiger Bewunderer vor allem des dramatischen Dichters Barlach – eines Tages vor die Aufgabe gestellt wurde, relativ unbefangenen Lesern Dostojewski zu erklären. Es bestanden Bedenken, den gesamten, sehr schwierigen »ungeheuerlichen Kosmos« zum Gegenstand der Besprechung zu machen. Läßt sich Barlach mit diesem östlichen Bruder im Geiste auch nicht direkt vergleichen, in dem sich auf »unerhörte Weise das Abstoßende mit dem Anziehenden mischt«, so wäre doch zu erwägen, Thomas Manns Quintessenz auf ihn anzuwenden. Sein Rat lief darauf hinaus, sich dem diskursiven Stoff »mit Maßen, ... mit weiser Beschränkung« zu nähern. Dazu dürfte in den Museen reichlich Gelegenheit sein.

Elmar Jansen

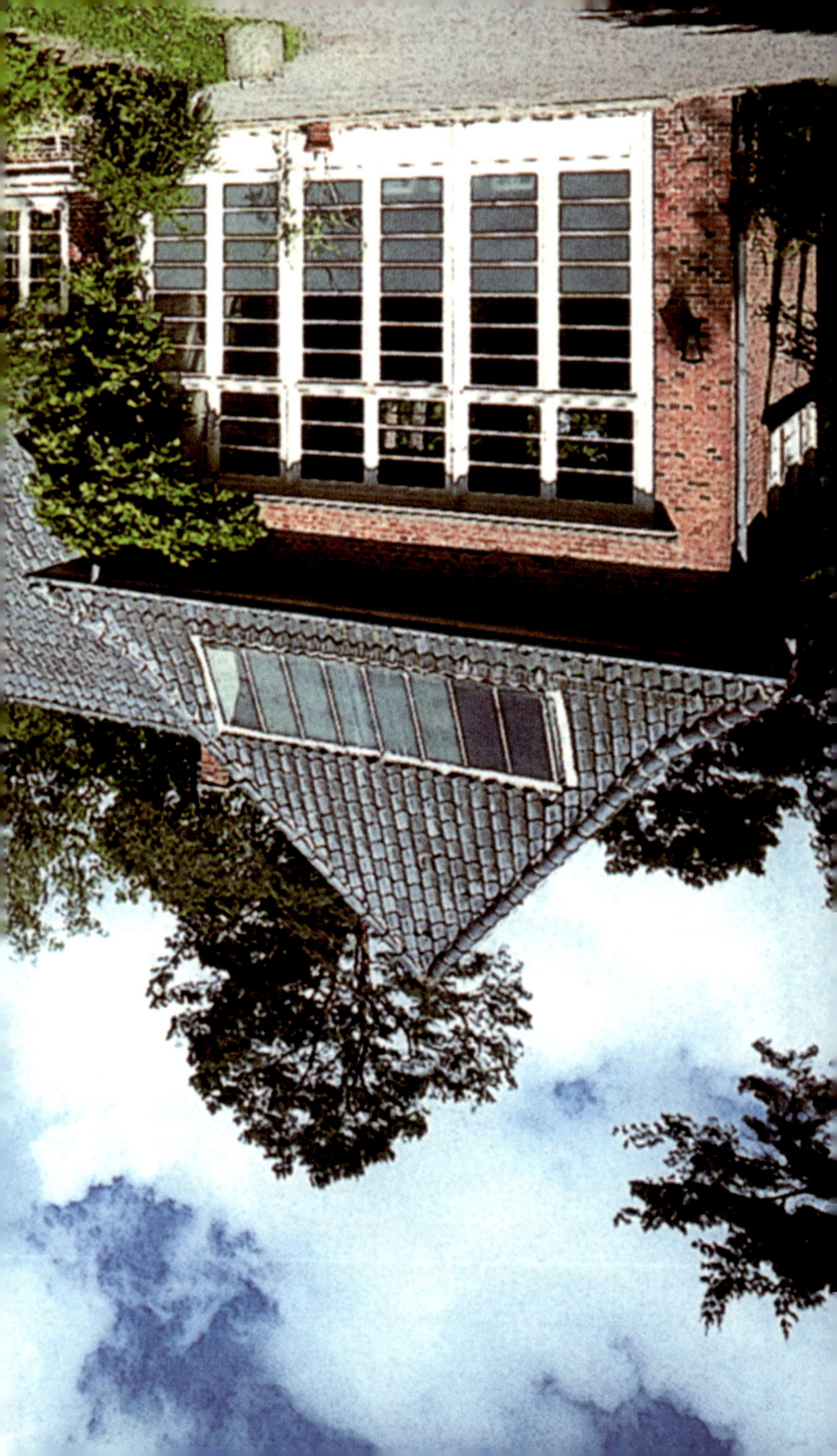

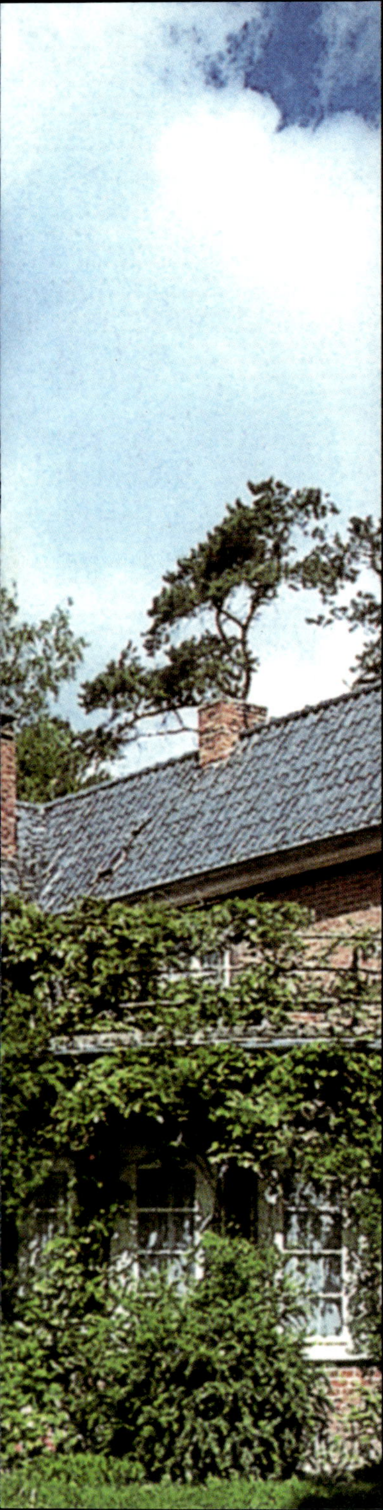

Ernst Barlach Stiftung
Güstrow

Atelierhaus
Heidberg 15
D-18273 Güstrow
Telefon: 0 38 43/8 22 99
Fax: 0 38 43/8 24 87

Öffnungszeiten
März bis Oktober
von 10.00 bis 17.00 Uhr
November bis Februar
von 11.00 bis 16.00 Uhr
montags geschlossen

Gertrudenkapelle
Gertrudenplatz
D-18273 Güstrow
Telefon: 0 38 43/68 30 01
Fax: 0 38 43/8 24 87

Öffnungszeiten
März bis Oktober
10.00 bis 17.00 Uhr
November bis Februar
11.00 bis 16.00 Uhr
montags geschlossen

Betrachtet man Ernst Barlachs *Flötenspieler* aus dem Jahre 1936, könnte man den Eindruck gewinnen, der Künstler habe sich durch Rückzug auf unverfängliche Themen ein konfliktfreies Arkadien geschaffen. Barlach sprach jedoch vom »mörderischen Jahr« 1936. Er errichtete mit seinen Werken der 30er Jahre auch eine Gegenwelt zur Apokalypse der Epoche. Im *Flötenspieler* deuten sich noch einmal eine verinnerlichte Selbstgewißheit und Gelassenheit an, die in den Jahren der starken Isolation und vielfältigen Beeinträchtigungen Barlachs Leben in einem hoffnungsvollen Licht erscheinen lassen.

»Was für Bildhauer leben und leben gut!!! Aber wie kann ich sie angreifen anders als mit Arbeiten, mit immer erneuter Selbstverwerfung und Selbsterneuerung? Bin ich wirklich so viel besser als sie, um es zu dürfen? Oder bin ich nicht viel mehr so ungeheuer viel schlechter, als ich sein könnte und müßte?? So kann man fragen, so muß man fragen.« (Brief vom 26. Dezember 1910). Mit diesen zweifelnden Fragen endet ein Brief des 40jährigen Ernst Barlach aus Güstrow, wohin er von Berlin aus übergesiedelt war, an seinen Künstlerkollegen Emil Nolde (1867–1956). Barlach formuliert darin programmatisch seine Grundhaltung gegenüber dem eigenen Künstlertum und der eigenen künstlerischen Identität. Der Künstler stellt sich und sein künstlerisches Tun, wie eigentlich sein Leben lang, auch hier im Dialog mit einem herausragenden Maler des deutschen Expressionismus immer wieder in Frage. Nach verschiedenen Stationen hatte Barlach im mecklenburgischen Güstrow nun einen geographischen Ort gefunden, den er fast dreißig Jahre lang als seine eigentliche Heimat begreifen wird. Hier entsteht sein Hauptwerk, dessen umfangreichster Teil als Ernst Barlach Nachlaß am Ort des historischen Entstehens bewahrt und gepflegt wird.

Nach Barlachs Tod im Oktober 1938 wurde der Nachlaß von einem Gremium betreut, das im Auftrag des einzigen Erben, Barlachs Sohn Nikolaus, handelte. 1953 wurde auf Initiative von Barlachs Lebensgefährtin Marga Böhmer (1887–1969) ein erstes Personalmuseum in der rekonstruierten Gertrudenkapelle errichtet. Sie wurde von der Stadt Güstrow verwaltet und war zeitweise dem Staatlichen Museum Schwerin zugeordnet. Den Nachlaß Barlachs verwaltete nach dem Krieg im Auftrag des Erben Friedrich Schult (1889–1978) im Atelierhaus am Heidberg. Im Jahre 1978 wurde es museal der kunstinteressierten Öffentlichkeit als Ernst-Barlach-Gedenkstätte der DDR zugänglich gemacht. Nach der Wiedervereinigung 1990 waren die Museen Atelierhaus und Gertrudenkapelle in der Obhut des Kultusministeriums des Landes Mecklenburg-Vorpommern.

Die Ernst Barlach Stiftung – seit Januar 1994 als Stiftung bürgerlichen Rechts für die Güstrower Barlach-Museen und die dortigen Nachlaßbestände verantwortlich – beherbergt den Nachlaß des Bildhauers, Graphikers und Dichters Ernst Barlach (1870–1938). Sie bewahrt den umfangreichsten Bestand an einem Ort und in einer Institution aus allen Schaffenszeiten und Werkbereichen. Er

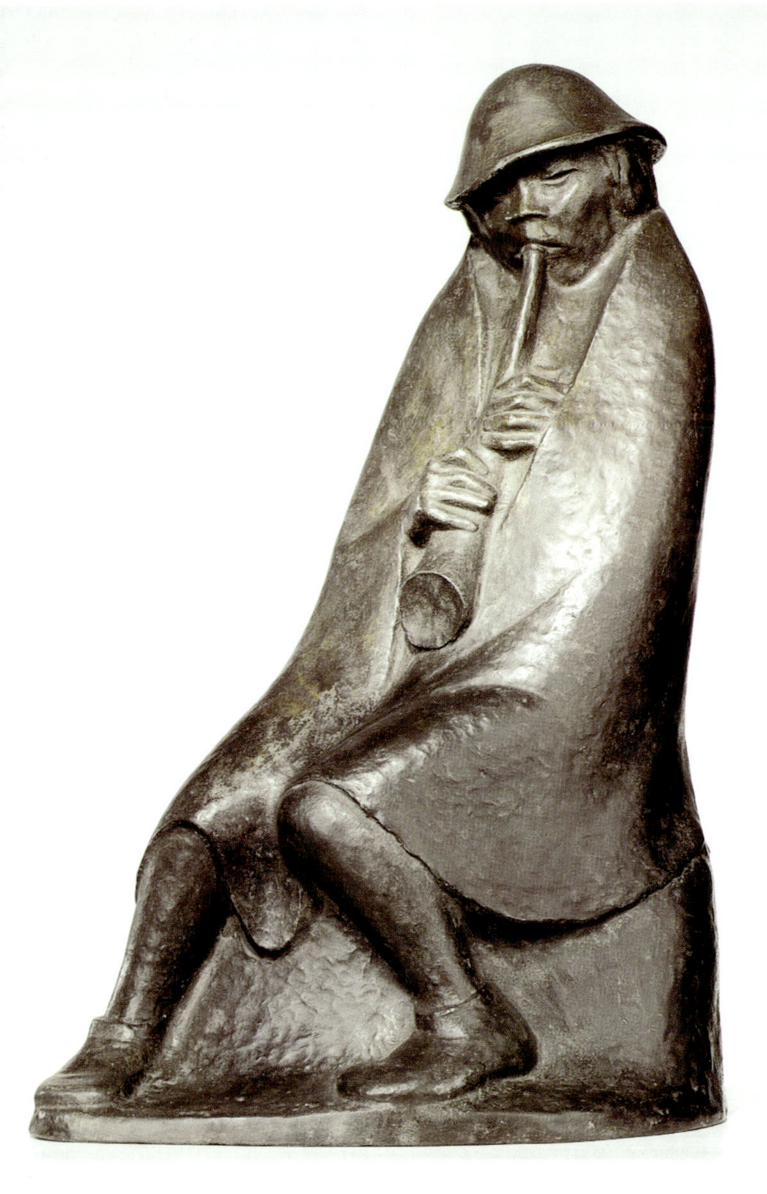

Der Flötenspieler, 1936, Zink, H. 59 cm, Gertrudenkapelle

konnte Ende 1993 von den Erben, den Enkeln Ernst und Hans Barlach, zusammen mit ihren Spenden gemeinsam von der Bundesrepublik Deutschland, der Kulturstiftung der Länder und des Landes Mecklenburg-Vorpommern erworben werden. Dieser Nachlaß umfaßt in etwa folgenden Werkbestand: 320 Skulpturen, 1 100 Handzeichnungen, 200 Blatt Druckgraphik, 120 Taschen- und Skizzenbücher sowie 110 eigenhändige literarische Manuskripte und weitere Dokumente, Photogra-

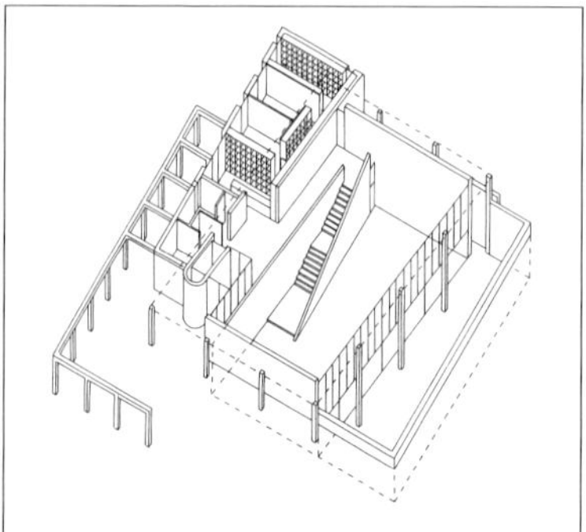

Museumsneubau, Axonometrie der Aufsicht ohne Dachkonstruktion

phien, Briefe u. ä. zum Leben und Werk Barlachs. Den Ernst Barlach Museen in Güstrow wurden vertragsgemäß bei Auflösung der Akademie der Künste, ehemals Berlin (Ost), Barlach betreffende dortige Teilbestände zugeführt. Durch Kauf konnte die Stiftung den Nachlaß von Barlachs Lebensgefährtin Marga Böhmer erwerben, der neben ihren eigenen Werken wichtige Stücke aus Barlachs plastischem, zeichnerischem und schriftstellerischem Schaffen enthält. Seit 1998 stehen mit einem Museumsneubau, unmittelbar gegenüber dem historischen Atelierhaus, erheblich verbesserte Arbeitsbedingungen zur Verfügung. Dieser Flachbau beherbergt neben Magazinräumen eine Bibliothek und Studienräume und bietet großzügige Ausstellungsmöglichkeiten. Dieses Gebäude eröffnet die Möglichkeit, Barlachs Lebenswerk am historischen Ort seiner Entstehung in seiner schöpferischen Breite erstmals einschließlich seines graphischen und literarischen Œuvres in Sonderausstellungen zugänglich zu machen. Darüber hinaus werden im Wechsel Ausstellungen zu Barlachs künstlerischem Umfeld und der klassischen Moderne vorgestellt, so daß das Personalmuseum hinsichtlich künstlerischer und kunsthistorischer Zusammenhänge eine wesentliche Erweiterung erfährt. Das Atelierhaus besteht allerdings weiterhin in Form einer Dauerausstellung ausschließlich für Ernst Barlach und bleibt seinem Leben und Werk vorbehalten. Trotz der wechselvollen Geschichte der Güstrower Barlach-Museen hat sich das Charakteristische des dortigen Bestandes – sein Umfang wie seine inhaltliche Qualität – substantiell erhalten. Von den Anfängen bis zu den letzten Werken sind bedeutsame Beispiele vorhanden, an denen sich die Werkgenese – von der ersten flüchtigen Ideenskizze bis hin zum fertigen Werk, sei es Holz, Bronze oder ein anderes Material – nachvollziehen läßt. Dadurch besteht die Möglichkeit, innovative Forschung zu Barlach in Form von Ausstellungen und Publikationen zu betreiben und so seine Sonderstellung in der modernen Kunst des 20. Jahrhunderts anschaulich zu verdeutlichen.

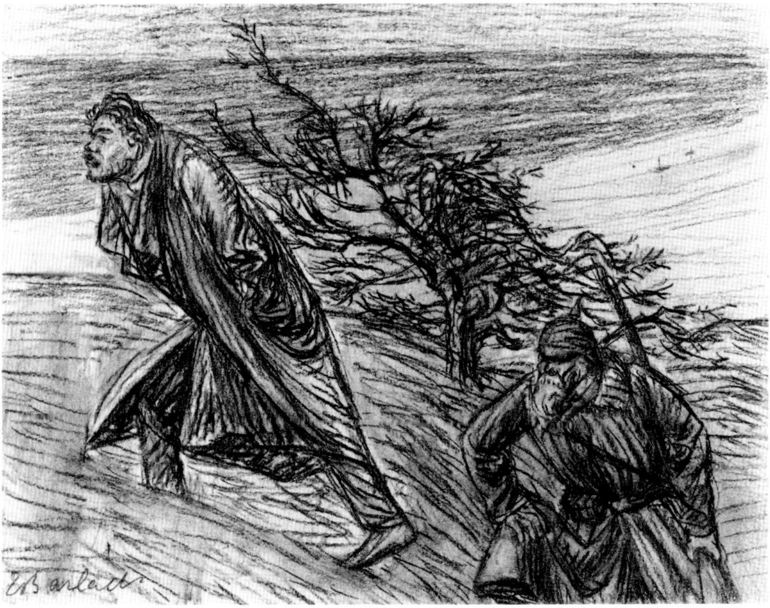

Schlechtes Gewissen III, 1917, Kohle, 26,7 × 34,6 cm, Atelierhaus

Einen Schwerpunkt des Nachlasses in Güstrow bilden Werkmodelle, die Barlach als Vorstufen für sein in verschiedenen Materialien ausgeführtes bildhauerisches Werk (Holz, Bronze, Zink, Terrakotta, Klinker, Porzellan, Eisen) geschaffen hat. Ähnliches gilt für das zeichnerische Werk, bei dem ein beachtlicher Teil des Güstrower Fundus aus Vorarbeiten, Studien, Skizzen für plastische Arbeiten, insbesondere Grabmal- und Ehrenmalentwürfe, und ausgearbeitete Vorstufen für das druckgraphische Werk besteht. Barlachs literarische und dramatische Produktion ist gekennzeichnet nicht etwa von einem kontinuierlichen Aufbau und einer nahtlosen Abfolge von Ideenskizze, Vorstufen und Reinschriften, sondern unterschiedliche, zeitlich z. T. weit auseinanderliegende Bearbeitungsstufen zeigen sein schriftstellerisches Werk als einen Prozeß. Es finden sich bei Barlach einige Themen wie das Schweben, die Hexen, der Lesende, die früh im Werk auftreten und leitmotivisch über Jahre hinweg sein Werk in allen drei Bereichen, Plastik, Graphik und schriftstellerischem Schaffen, begleiten. Allerdings sind sie nicht einfach als Variationen eines Themas zu verstehen, sondern, da sie auch in verschiedenen Kontexten auftreten, nehmen sie archetypischen Charakter an. Das Prozessuale seines gesamten Schaffens kann an diesem einzigartigen Werkbestand in den Ausstellungsräumen der drei Güstrower Barlach-

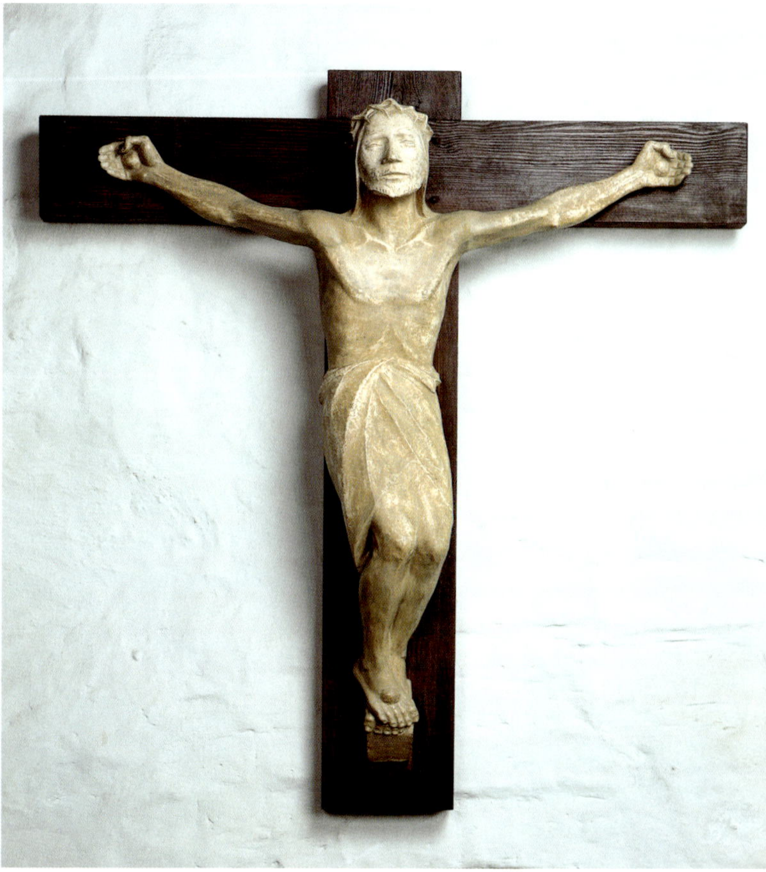

Kruzifix II, 1918, Gips, H. 119 cm, Gertrudenkapelle

Museen – Gertrudenkapelle, Atelierhaus und Museumsneubau am Heidberg – eindringlich und augenfällig deutlich gemacht werden.

Die Gertrudenkapelle aus dem 15. Jahrhundert liegt inmitten eines etwa ein Hektar großen aufgelassenen Friedhofsgeländes. Dieser Park mit einem denkmalgeschützten Ensemble von fünf klassizistischen Grabkapellen aus dem frühen 19. Jahrhundert kann als ein in sich geschlossenes Kleinod bezeichnet werden. Es ist überliefert, daß Barlach die Gertrudenkapelle und auch das gesamte Areal gut kannte und immer wieder aufgesucht hat. In etlichen Zeichnungen und in seinem druckgraphischen Werk taucht ihre Topographie versatzstückhaft wiederholt auf. Die

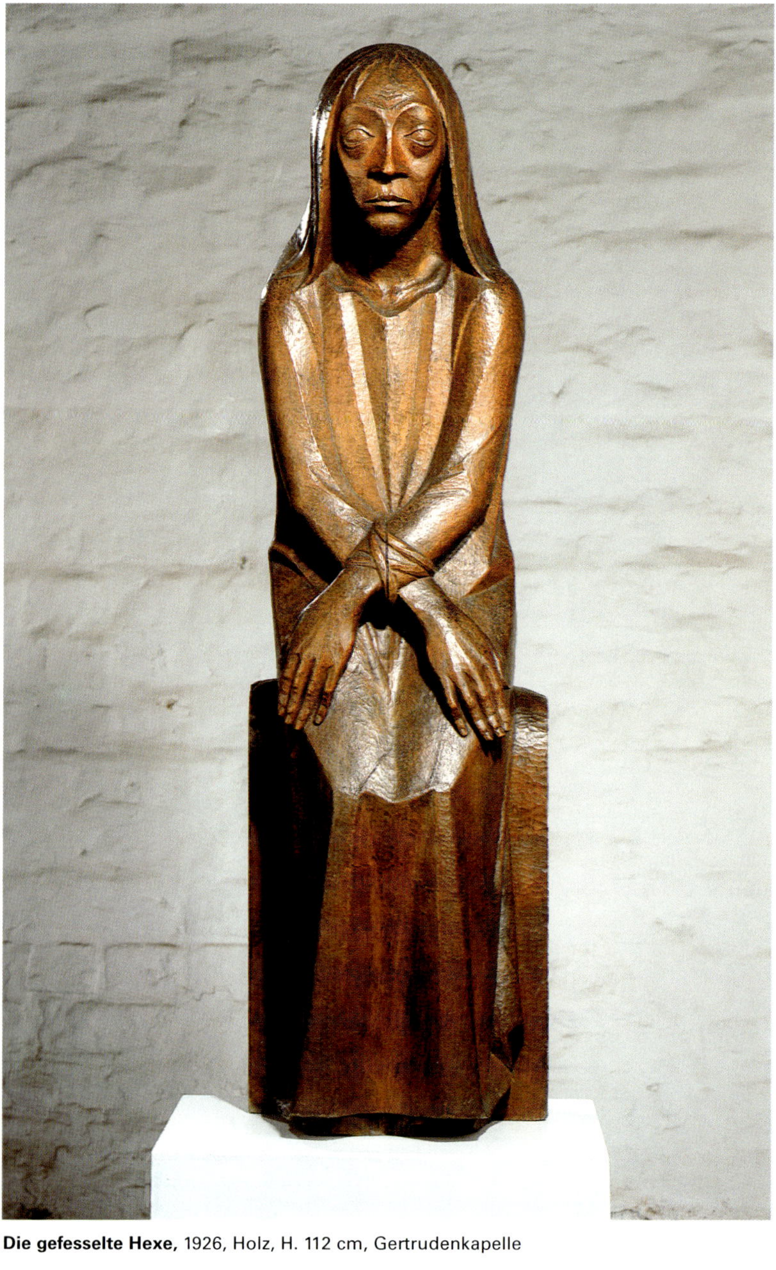

Die gefesselte Hexe, 1926, Holz, H. 112 cm, Gertrudenkapelle

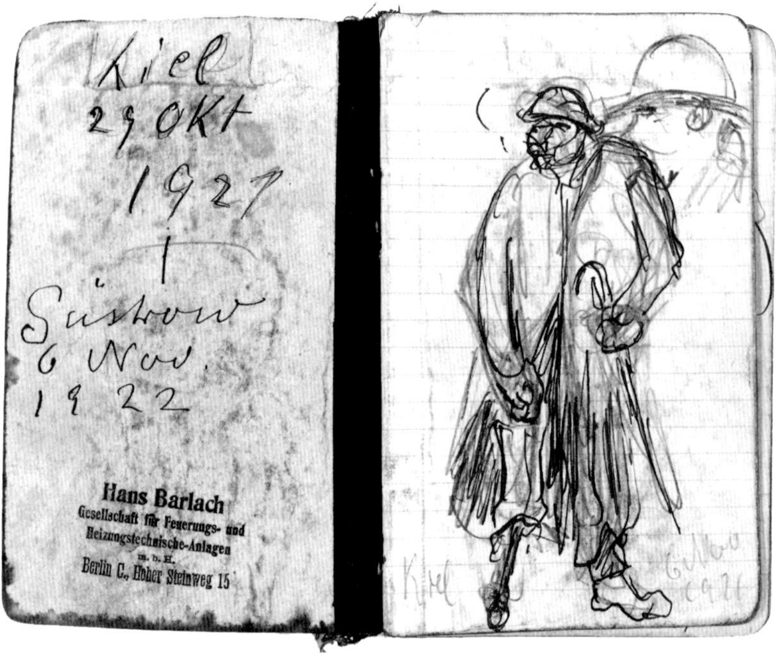

Taschen- und Skizzenbuch 119, Kiel 1921 – Güstrow 1922, Atelierhaus

Gertrudenkapelle in ihrer gotischen Architektur war für Barlach ein denkbarer Ort für die Aufstellung seiner Werke. Seit 1953 beherbergt dieser sakrale Raum herausragende Plastiken des Künstlers. Die Auswahl der Arbeiten trägt dem historischen Ort Rechnung. So setzt – neben Holzskulpturen wie *Der Apostel* (1925), *Die gefesselte Hexe* (1926) und *Lesender Kosterschüler* (1930) – das *Kruzifix II* aus dem Jahre 1918 Akzente. Dieser als Kriegerehrenmal vorgesehene gekreuzigte Christus deutet den Schwerpunkt der Ausstellung an: Themen, die einen religiösen bzw. einen sakralen Bezug haben. Neben dem Grabkreuz von 1921, das Barlach eigenhändig für die ehemals auf dem Güstrower Friedhof gelegene Grabstätte seiner Mutter Louise Barlach (1845–1920) schnitzte, sind u. a. zu sehen das Relief *Auferstehung* (1917) sowie Entwürfe für die Grabmale *Reuß* (1931) und *Pauly* (1933). Damit bildet die Gertrudenkapelle zur Dauerausstellung im Atelierhaus am Inselsee eine gewichtige inhaltliche Ergänzung.

In die 20er Jahre fallen zwei für Barlachs dramatisches Schaffen bedeutsame Ereignisse: 1926 erscheint die Buchausgabe *Der Blauer Boll*, 1929 folgt *Die Gute Zeit*. Beide kamen im Verlag von Paul Cassirer, Berlin, heraus. In den Jahren der Veröffentlichung fanden auch die Uraufführungen dieser

Dramen statt. Dazwischen erschien das letzte von insgesamt 12 zu Lebzeiten Barlachs veröffentlichten druckgraphischen Mappenwerken: die neun Holzschnitte umfassende Folge zu Schillers Ode *An die Freude* (1927).

Barlach hat innerhalb der Druckgraphik ein umfangreiches illustratives Werk in den Techniken der Lithographie und des Holzschnittes hinterlassen. Diese bedeutenden Folgen, zum Teil 30 Blatt umfassend, *Der Tote Tag* 1911, *Der Arme Vetter* 1919, *Die Wandlungen Gottes* 1920, *Der Findling* 1922 sowie Illustrationen zu Goethes *Walpurgisnacht* 1923 und eine Auswahl von Gedichten des Klassikers 1924 hat Barlach durch Zeichnungen vorbereitet. Die Mehrzahl dieser Entwürfe sind im Güstrower Nachlaß als Kohlezeichnungen erhalten. Der Vergleich von Entwurf und ausgeführter Graphik zeigt, daß Barlach die gefundene Bildidee mit nur geringen Veränderungen für den Druck umgesetzt hat. Die Bildfolgen zum *Toten Tag* und zu Goethes *Walpurgisnacht* können ohne Einschränkung als Inkunabeln expressionistischer Buchillustrationen bezeichnet werden. Einen schier unerschöpflichen Fundus bilden die zahlreichen Skizzen in Barlachs Taschen- und Skizzenbüchern, von denen noch etwa 120 in Güstrow vorhanden sind. Dieser Schatz ist bislang nur in Teilbereichen erforscht. Er bietet guten Aufschluß über Bild- und zum Teil auch Textgenese, denn diese Taschen- und Skizzenbücher enthalten auch kurze erste Notate und Entwürfe zu Dramen,

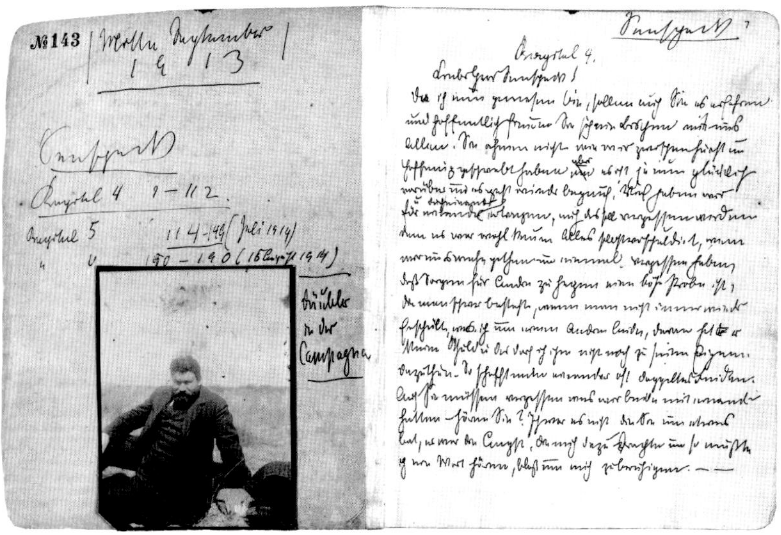

Literarisches Manuskript 57, »Seespeck, Kapitel 4 bis 6«, 1913/14, eigenhändiges Manuskript mit eingeklebter Photographie von Theodor Däubler, Atelierhaus

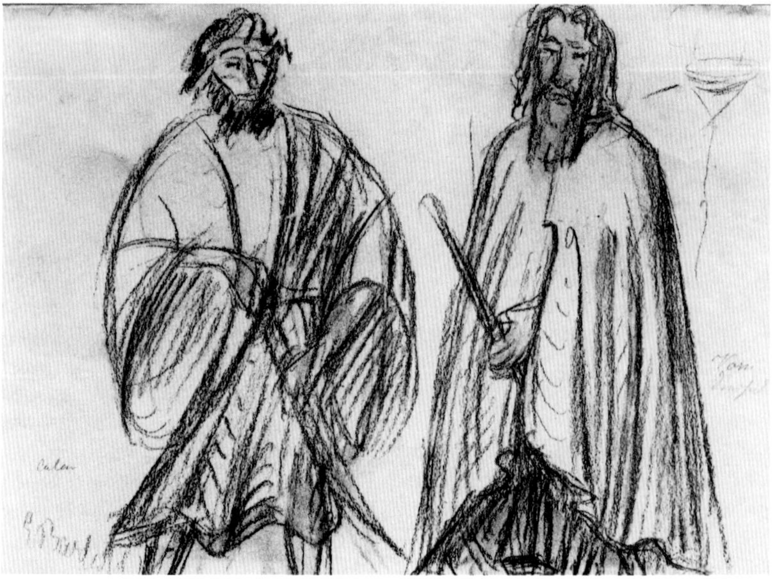

Zwei Figurinen *Calan* und *Vornehm Reisender* zum Drama »Die Sündflut«, 1924, Kohle, 23,7 × 32,1 cm, Atelierhaus

etwa *Der Findling, Der Arme Vetter* sowie *Die Echten Sedemunds*. Barlach hatte immer ein Taschenbuch bei sich, sei es auf seinen ausgedehnten Wanderungen in die Güstrower Umgebung, sei es auf seinen Reisen. Das Zeichnen bzw. Skizzieren war ihm ein elementares Bedürfnis, dem er sich manchmal zwanghaft ausgesetzt fühlte. In seiner Autobiographie schrieb er, daß »beim Gang über die Straßen der Bleistift in der Hand vor Ungeduld zu tanzen begann« (Ein selbsterzähltes Leben, 1928). Barlach legte sich in diesen Notizbüchern einen großen Bildvorrat an, der auch noch über lange Zeiträume hinweg Bildideen und Motive für ausgeführte Zeichnungen und plastische Arbeiten lieferte.

Zu Barlachs Lebzeiten wurden einige seiner Dramen in Buchform veröffentlicht und uraufgeführt, erlebten allerdings nur wenige Vorstellungen. Sein umfangreiches Prosawerk erlangte erst den Nachruhm, indem es posthum veröffentlicht wurde. Barlach hat seine literarischen Entwürfe immer wieder auch über lange Zeiträume hinweg bearbeitet; in verschiedenen Stufen und Fragmenten sind diese überliefert. So sind in Güstrow vorhanden die Entwürfe zu verschiedenen Prosastücken und den Dramen *Findling, Sedemunds, Sündflut, Graf von Ratzeburg, Blauer Boll, Gute Zeit,* sowie zur Autobiographie des Künstlers *Ein selbsterzähltes Leben* und dem Romanfragment *Seespeck*, insgesamt 110 Handschriften des

Künstlers. Für die Erarbeitung der Ernst-Barlach-Gesamtausgabe, die 1997 begonnen hat, sind diese verschiedenen Entwürfe, Fragmente und Bearbeitungsstufen die unerläßliche Grundlage, um eine verbindliche Textfassung zu erstellen. Die Ernst Barlach Stiftung unterstützt diese Ernst-Barlach-Gesamtausgabe, die in den nächsten Jahren herausgegeben wird.

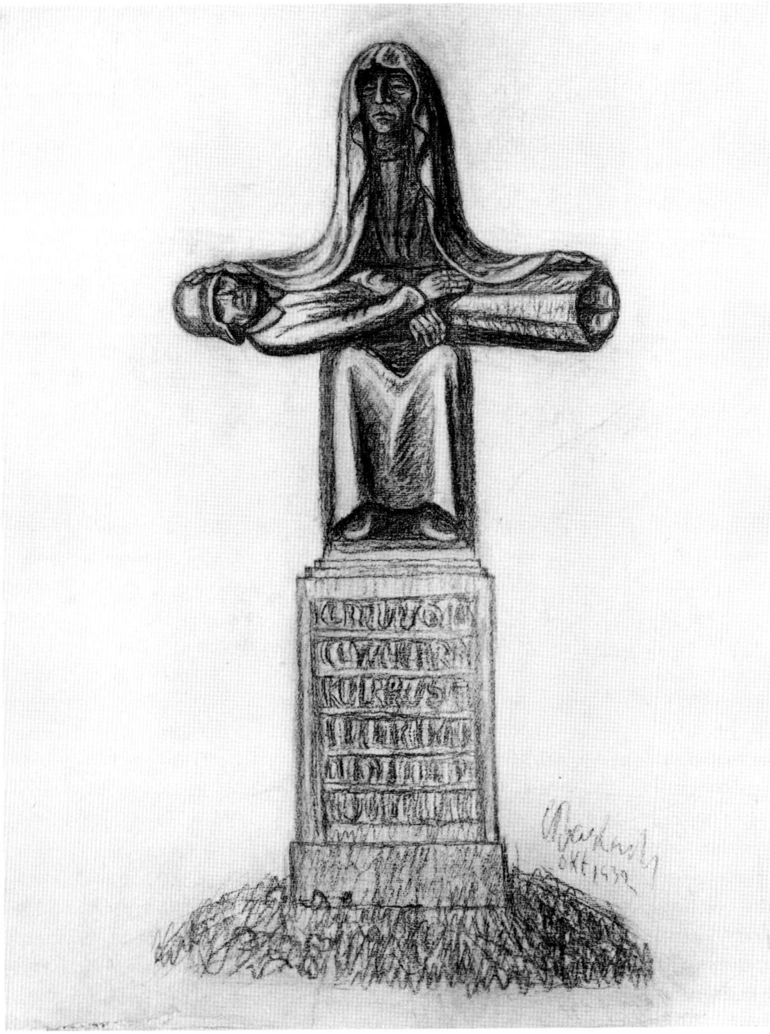

Pietà, Entwurf eines Ehrenmals für Stralsund, 1932, Kohle, 69 × 50 cm, Atelierhaus

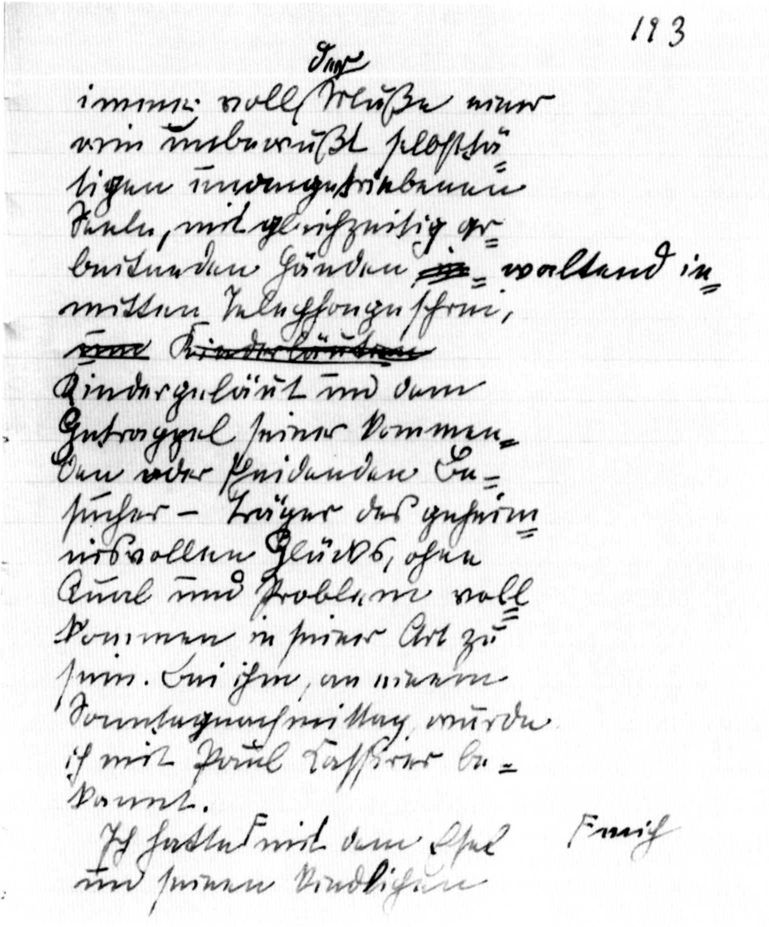

Literarisches Manuskript 75 »Ein selbsterzähltes Leben«, 1927, Seite 193, Atelierhaus

In den 20er Jahren erfuhr Ernst Barlachs breit angelegtes Werk die größte Anerkennung. Äußeres Zeichen waren offizielle Aufträge für Ehrenmale im öffentlichen Raum. Er widmete sich mit großer Hingabe dieser Aufgabe und schuf einen neuartigen Typus von Ehrenmal für die Gefallenen des Ersten Weltkrieges. Barlach verstand seine Erinnerungsmale als Denkzeichen und Mahnmale gegen Krieg und Gewalt. Sie standen der damals verbreiteten Auffassung von Inhalt und Funktion der konventionellen Kriegerdenkmale gegenüber. Barlachs Ehrenmale stießen schon kurz nach der Errichtung auf erbitter-

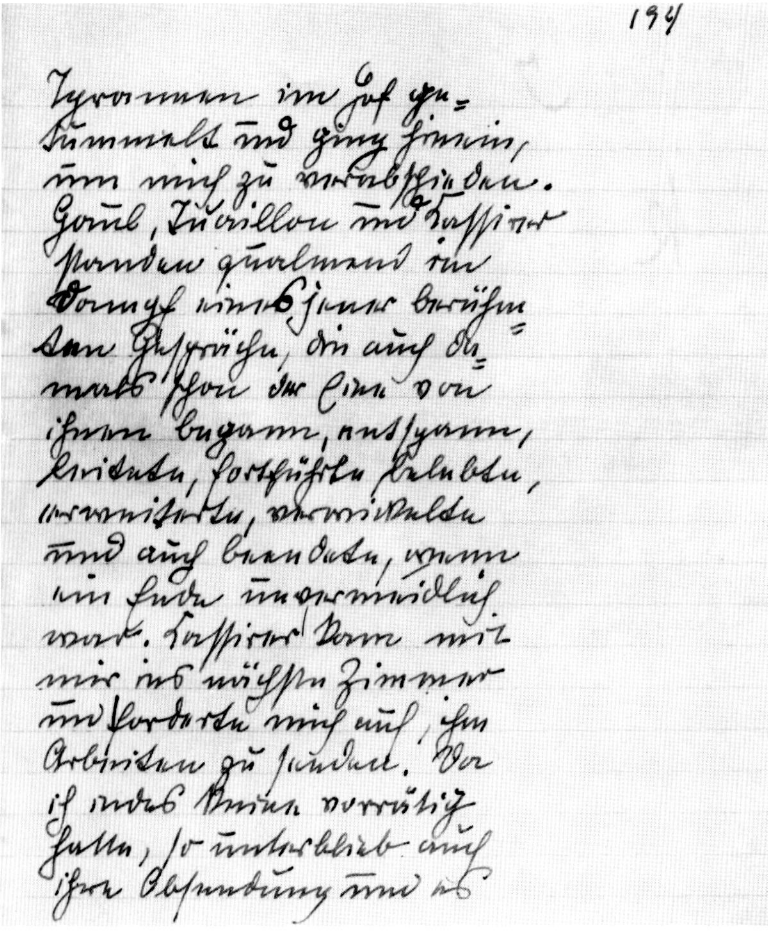

Seite 194 derselben eigenhändige Reinschrift, Atelierhaus

ten Widerstand konservativer Kreise, bzw. wurden im Stadium der Planung vereitelt, so für Stralsund und Malchin. In diesen mitunter polemischen Angriffen auf Barlachs Werk lagen die Anfänge des stetig an Heftigkeit zunehmenden Kampfes gegen den Menschen und Künstler Ernst Barlach.

In diese Zeit fällt die Niederschrift des einzigen zu Lebzeiten erschienenen autobiographischen Textes von Barlach, den er unter dem Titel *Ein selbsterzähltes Leben* veröffentlichte. Die Anregung ging von Barlachs Verleger und Kunsthändler Paul Cassirer (1871–1926) bereits in den Jahren 1917/18 aus, in des-

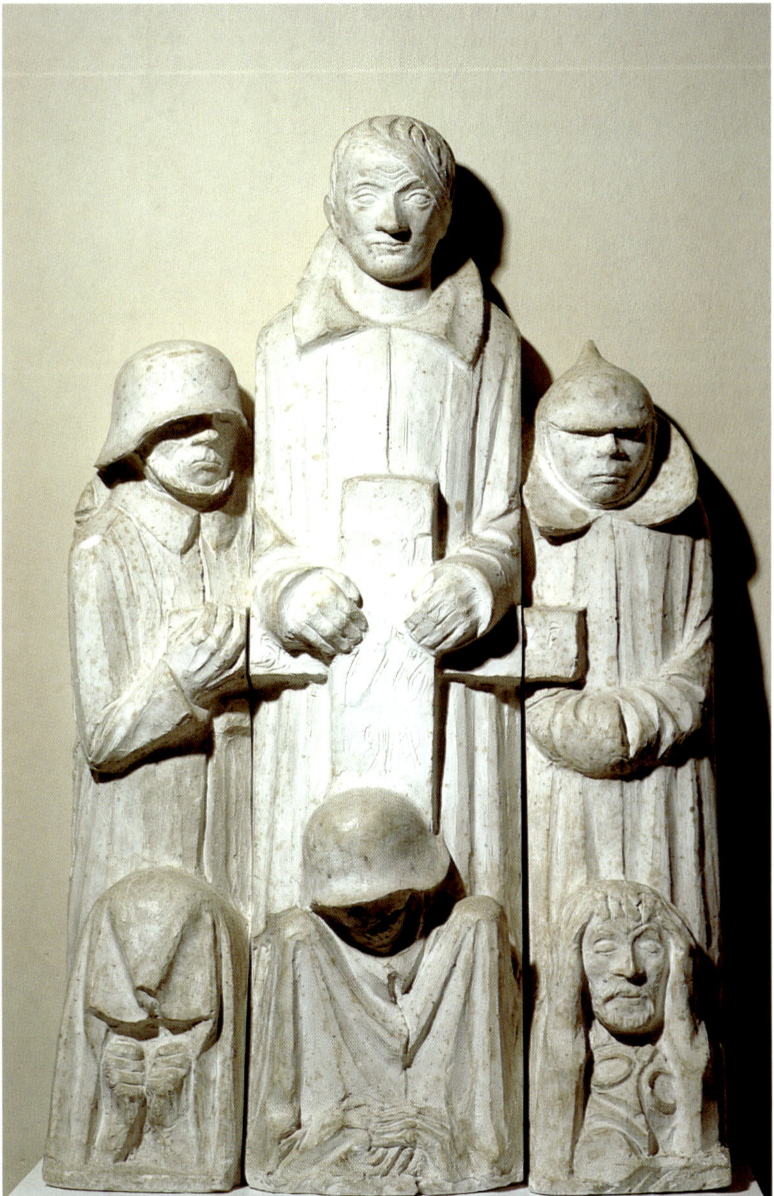

Magdeburger Ehrenmal, 1928/29, Gips, 125 × 78 cm, Werkmodell 1:2, Atelierhaus

sen Verlag es allerdings erst nach seinem Freitod erschien. Barlach war sich des Fragmentarischen und der Unvollständigkeit seiner autobiographischen Erzählung durchaus bewußt. Auch wenn er die Überschau im Jahr 1909/10, also etwa mit seiner Übersiedelung nach Güstrow, enden läßt, war ihm an einem »Summa Summarum« seines bisherigen Lebens im Sinne Goethes viel gelegen. Die Reinschrift diente wohl als Vorlage für den Buchsetzer und umfaßt 210 von Barlach mit bläulicher Tinte beschriebene Blätter. Sie weist zahlreiche Korrekturen und Ergänzungen von seiner Hand auf und vermittelt einen Eindruck davon, mit welcher Sorgfalt und Akribie Barlach gerade diesen Text vollendet hat. *Ein selbsterzähltes Leben* gehört zweifellos zu den eindrucksvollsten Autobiographien der deutschen Literatur des 20. Jahrhunderts.

In der zweiten Hälfte der 20er Jahre entstanden die bedeutenden Kriegerehrenmale Barlachs. Die Ehrenmale im Güstrower Dom, im Magdeburger Dom und der Kieler *Geistkämpfer* vor der Universitätskirche gehören zu den herausragenden Arbeiten im Bereich der Denkmale überhaupt. Die zahllosen Kriegerdenkmale für den Ersten Weltkrieg, die bereits während des Krieges selbst und dann in der Folge in der Weimarer Republik noch bis Anfang der 30er Jahre errichtet worden waren, folgten in der Regel den Empfehlungen des Deutschen Bundes Heimatschutz und dessen Regionalverbänden, die in einer Flut von Schriften und illustrierten Veröffentlichungen Verbreitung fanden. Die Denkmale der Weimarer Republik sind zu verstehen als komplexe Zeichen eines institutionalisierten Totenkultes. Vordergründig ging es den Errichtern darum, ein »ehrendes Erinnern an die Gefallenen und ihr Heldentum« zu visualisieren. Die Denkmalslandschaft in Deutschland gestaltete sich weitgehend gleichförmig. Die Formensprache blieb in den meisten Fällen

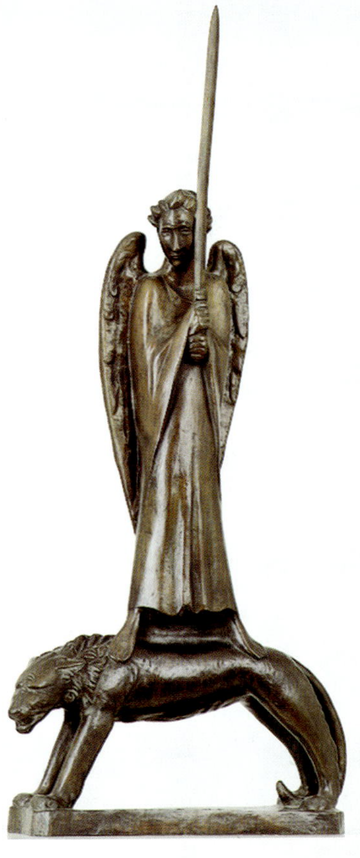

Der Geistkämpfer, 1928, Bronze, H. 119 cm, Atelierhaus

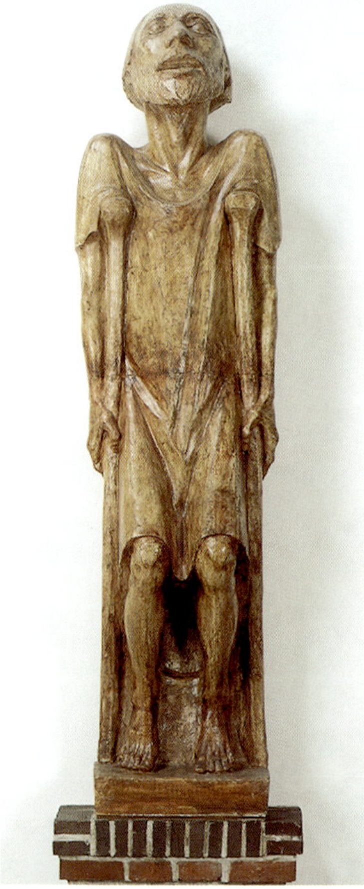

Der Bettler, 1930, Gips, H. 230 cm, Werkmodell, Atelierhaus

eher konventionell: sie transportierte die gewünschten Inhalte von Heldentum und den angeblich nur durch den sogenannten »Dolchstoß« verlorenen Krieg weiterhin und legitimierte so im nachhinein einen offensiven Krieg. Denkmale wie etwa Bernhard Hoetgers (1874–1949) monumentaler *Niedersachsenstein* (1921) auf dem Weyerberg zu Worpswede, das eines der ganz seltenen rein expressionistischen Denkmale darstellt, waren die Ausnahme.

Barlachs Denkmale, die lediglich dem äußeren Anschein nach zu den traditionellen Denkmaltypen zu zählen sind, erlebten bereits bald nach ihrer Errichtung heftige Kritik von seiten reaktionärer und nationalistischer Kreise. Seine Denkmale vermittelten eben nicht die stereotypen Erklärungsmuster für verlorenen Krieg und ungebrochenes Heldentum, wie sie von den Denkmalserrichtern in der Regel gefordert wurden. Barlach zeigt die grausame Realität eines technisierten Krieges, wie er bis dahin in der Geschichte der Menschheit unbekannt war. Im *Magdeburger Ehrenmal*, das als Ehrenmal für die Gefallenen des Ersten Weltkrieges und als bildhauerische Leistung in Holz gleichermaßen als eines der bedeutendsten Werke des 20. Jahrhunderts gilt, zeigt unterschiedliche Erlebnis- und Leidensebenen des Krieges. Die aufrechtstehende Mittelfigur des am Kopf verwundeten Soldaten wird flankiert von einem älteren und einem jüngeren Soldaten. Die untere Reihe der Halbfiguren wird gebildet von einer verzweifelt Trauernden, dem Tod in der Mitte und rechts von einem am Kriege zerbrochenen Soldaten. Die vor seiner Brust hängende Gasmaske deutet darauf hin, daß während des Ersten Weltkrieges neben anderen Massenvernichtungswaffen zum ersten Mal Giftgas eingesetzt worden war.

Barlach verletzt in diesem Ehrenmal mehrfach Tabuisierungen der damals herrschenden Vorstellungen. In seine Trauer- und Ehrenbekundung schließt er alle, auch den gebrochenen Soldaten mit ein. Der Tod wurde konventionellerweise auf Kriegerdenkmalen lediglich euphemistisch oder allegorisch dargestellt, nicht aber als personifizierter Tod. Es nimmt daher nicht wunder, daß gerade das *Magdeburger Ehrenmal*, von dem Barlach selbst meinte: »Mein größtes und [...] verantwortungsvollstes Holzbildwerk ist aus einer realistischen Bildvorstellung erwachsen« (Über das Magdeburger Ehrenmal, 1930), unmittelbar nach seiner Aufstellung in der Nordapsis des linken Seitenschiffes des Domes heftigste Kritik hervorrief. Kurz nach der Machtergreifung der Nationalsozialisten wurde es auf Antrag des Kirchengemeinderates im März 1933 demontiert und mehrere Jahre in einem Magazin der Berliner Nationalgalerie verwahrt. Nach einem wechselhaften Schicksal fand das *Magdeburger Ehrenmal* 1956 wieder den Ort der Aufstellung im Dom, für den es Barlach geschaffen hatte. Auch anderen monumenthaften Aufgaben Barlachs – das *Güstrower Ehrenmal* von 1927 und *Der Geistkämpfer* von 1928 – war nur eine begrenzte Dauer ihrer originalen Aufstellung beschieden. Ihre Demontage, und im Falle des *Güstrower Males* auch die Vernichtung, ist das Resultat der Kunstpolitik der nationalsozialistischen Herrschaft in Deutschland.

Das Jahr 1930 brachte für Barlach eine einschneidende Veränderung. Er gab seine beiden Ateliers und die Wohnung in der Stadt Güstrow auf und bezog Anfang 1931 sein neuerbautes Atelierhaus am Inselsee. Allerdings nutzte er es in der Folge lediglich als Werkstatt, während er im Nebenhaus bereits seit etwa 1927 mit seiner Lebensgefährtin Marga Böhmer zusammenlebte. Anfang der 30er Jahre begann Barlach auf Anregung des Lübecker Museumsdirektors Dr. Carl Georg Heise (1890–1979) mit einem Figurenzyklus *Gemeinschaft der Heiligen* für die Westfassade der dortigen gotischen Katharinenkirche. Von den geplanten sechzehn figürlichen Motiven hat Barlach allerdings nur drei überlebensgroße Figuren realisieren können. *Der Bettler* von 1930 ist als einziges Werkmodell dieser Gruppe noch vorhanden und steht heute im Atelierhaus. Heise charakterisiert Barlachs plastische Gestaltungen in diesem Zusammenhang als »Repräsentanten der kämpfenden, leidenden und überwindenden Menschheit« (Carl Georg Heise, Barlach-Plan, 1934). Auch dieses monumentale Vorhaben Barlachs in Form eines umfangreichen Figurenzyklus war heftigen Angriffen der Lübecker Bürgerschaft ausgesetzt. Erst nach dem Krieg hat Barlachs Bildhauerkollege Gerhard Marcks (1889–1981) diesen Fries im Sinne des Freundes kongenial mit weiteren sechs Figuren vollendet. Sie kamen dort zusammen mit Barlachs Dreiergruppe 1948 zur Aufstellung.

1934 entstand der *Wanderer im Wind*, in einer Zeit also, als Barlach der Wind der nationalsozialistischen Gewaltherrschaft heftig ins Gesicht blies. Aber er ließ sich nicht beirren und ging seinen Weg: »Außer Landes zu gehen, bin ich keineswegs gewillt, freiwillig gehe ich gewiß nicht« (Brief an Gretchen Paleit, 15. Februar 1936). Der *Wanderer im Wind* ist eines der Werke, an denen sich Barlachs Arbeitsweise beispielhaft nachvollziehen läßt. Die Bildidee einer schreitenden Figur hat er in einer großformatigen Kohlezeichnung mit wenigen kräftigen Strichen auf das Zeichenpapier gebannt. Alle wesentlichen Elemente der späteren plastischen Gestaltung sind darin bereits enthalten. Nach dieser Vorzeichnung formuliert der Bildhauer seine dreidimensionale Vorstellung im Werkmodell. Das plastische Modell wird ganz traditionell in feuchtem Ton aufgebaut und durch zweimaliges Abformen in ein festes Material aus Gips umgesetzt. Dieses dauerhafte Werkmodell läßt sich durch Schaben, Kratzen und Schleifen weiter bearbeiten. Diese Gipsfassung – das sogenannte Werkmodell – dient dann der späteren Umsetzung in ein meist größeres Werk, sei es aus Holz oder Klinker. Auf einigen dieser originalen Modelle hat der Künstler Maßangaben eingeritzt oder Punkte als Markierungen mit Bleistift für die Vergrößerung festgelegt; so deutlich beim Werkmodell in der Größe von 1:2 des *Magdeburger Ehrenmals* erkennbar. Mit Hilfe von bestimmten Spezialgeräten werden die Abmaße im endgültigen Maßstab auf den Holzblock – meist aus mehreren Einzelstücken fest verleimt – übertragen. Die Holzfassung vom *Wanderer im Wind* stellt in diesem Prozeß dann das endgültige Werk dar.

Für den Dichter Theodor Däubler (1876–1934) mit dem Barlach seit einem gemeinsamen Aufenthalt in der Florentiner Villa Romana im Jahr 1909 befreundet war, entwarf er ein Grabmal. Im Werkmodell ist oberhalb einer schwebenden männlichen Figur die Inschrift zu lesen: »ICH BIN DER GLAUBE/AN DIE MACHT DER SONNEN«; darunter der Name des Toten: »THEODOR DÄUBLER«. Dieser Entwurf Barlachs läßt sich als eine späte Hommage an seinen Dichterfreund verstehen. In ihm greift der Bildhauer nach Jahrzehnten das Schwebemotiv noch einmal auf, das er im Güstrower Ehrenmal zu zeitlosem Ausdruck verwirklicht hat. Durch Einspruch der Nationalsozialisten konnte auch diese Arbeit Barlachs nicht realisiert werden.

1935 hat Barlach eine Folge von Handzeichnungen angefertigt, welche der Nachlaßverwalter *Übungen der leichten Hand* nannte – man möchte hinzufügen: und eines schweren Herzens –; es handelt sich um querformatige Kohlezeichnungen, in denen Barlach stehende Figuren nebeneinander reihte. Fast jedes einzelne Motiv ist im Zeitraum von Juni bis August 1935 auf den Tag genau datiert. Man kann hier von zeichnerischen Tagebuchblättern sprechen, die mittels eines äußeren Bildes innere Zustände beschreiben. In ihnen versammelt der Künstler »ein Welttheater über die Zeit erhöhter Gestalten, ein Schatz von Erfindungen, als entstammte er schon der Euphorie eines Scheidenden« (Friedrich Schult, Barlach – Übungen der leichten Hand, 1963). Barlach hat in einer von ihm als apokalyptisch empfundenen Epoche auf diesen Blättern das notiert, was ihn durch eigenes Leiden und Mitleiden am Schicksal anderer zu einer persönlichen Antwort drängte.

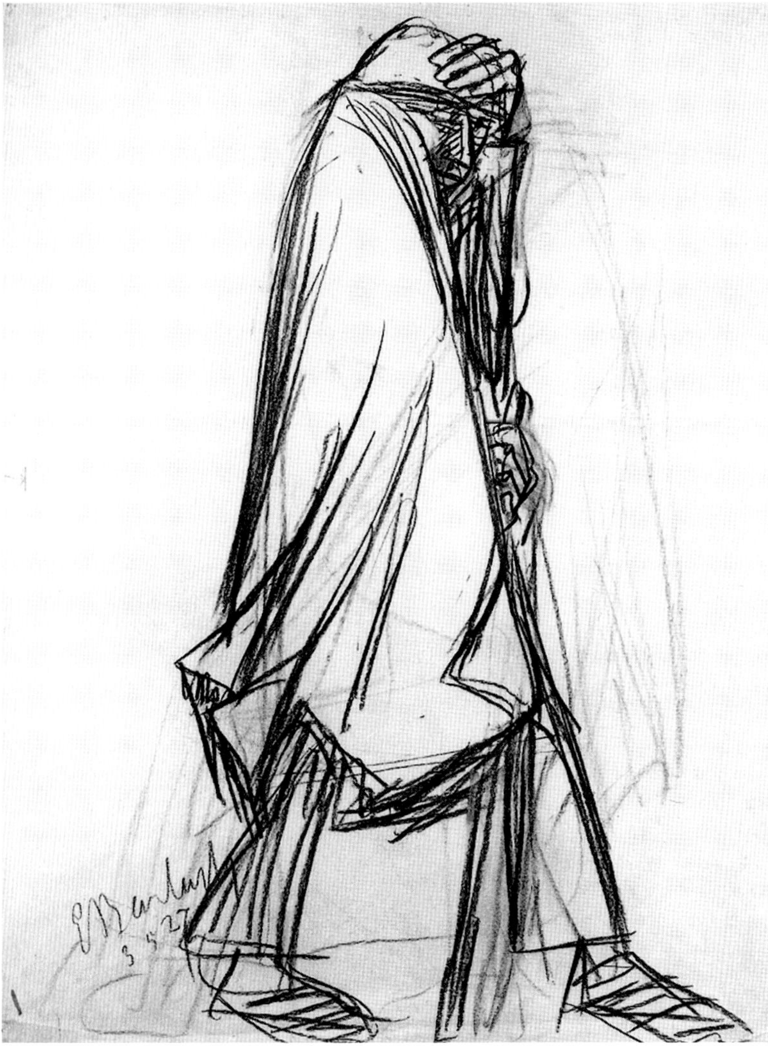

Wanderer im Wind, 1927, Kohle, 63,6 × 47,9 cm, Atelierhaus

Das Jahr 1935 brachte die Veröffentlichung der langersehnten Monographie *Ernst Barlach. Zeichnungen* im Münchener Verlag seines lebenslangen Freundes Reinhard Piper (1879–1953), deren Entstehung Barlach sehr intensiv begleitet hat, vor allem bei der Auswahl der Zeichnungen. Ein schwerer Schlag

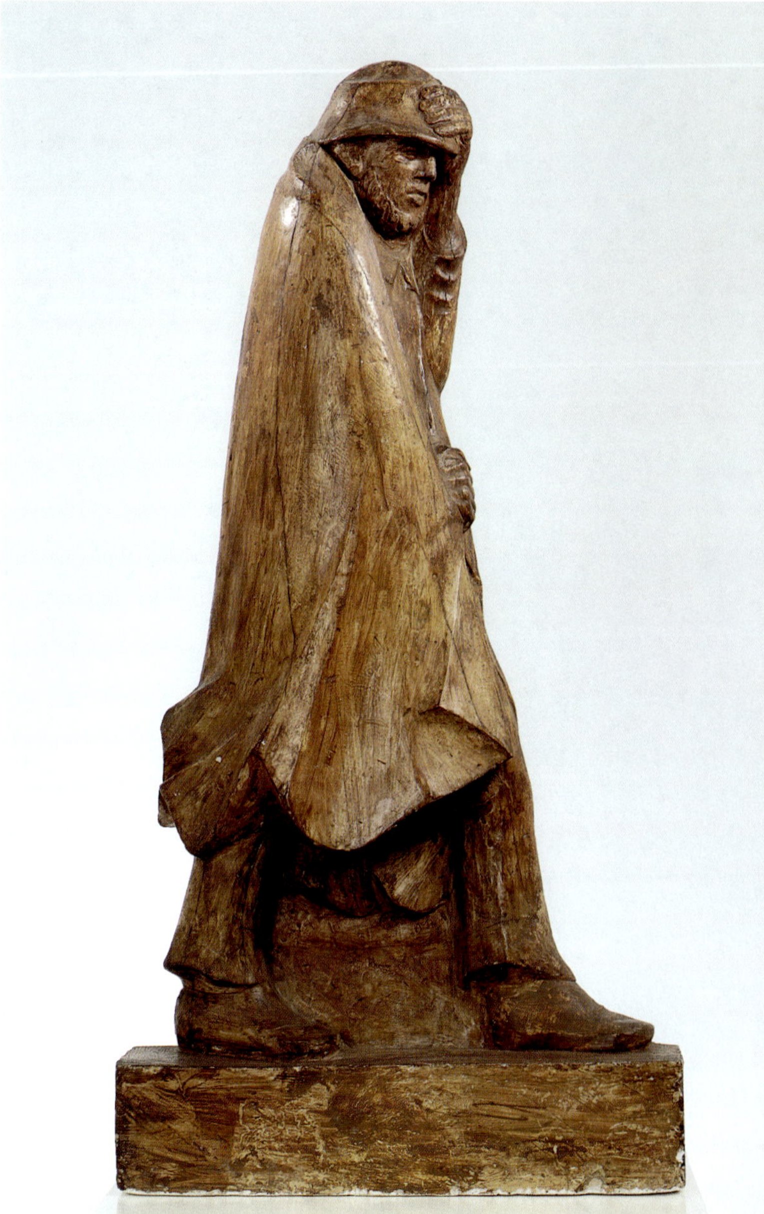

Wanderer im Wind, 1934, Gips, H. 97 cm, Werkmodell, Atelierhaus

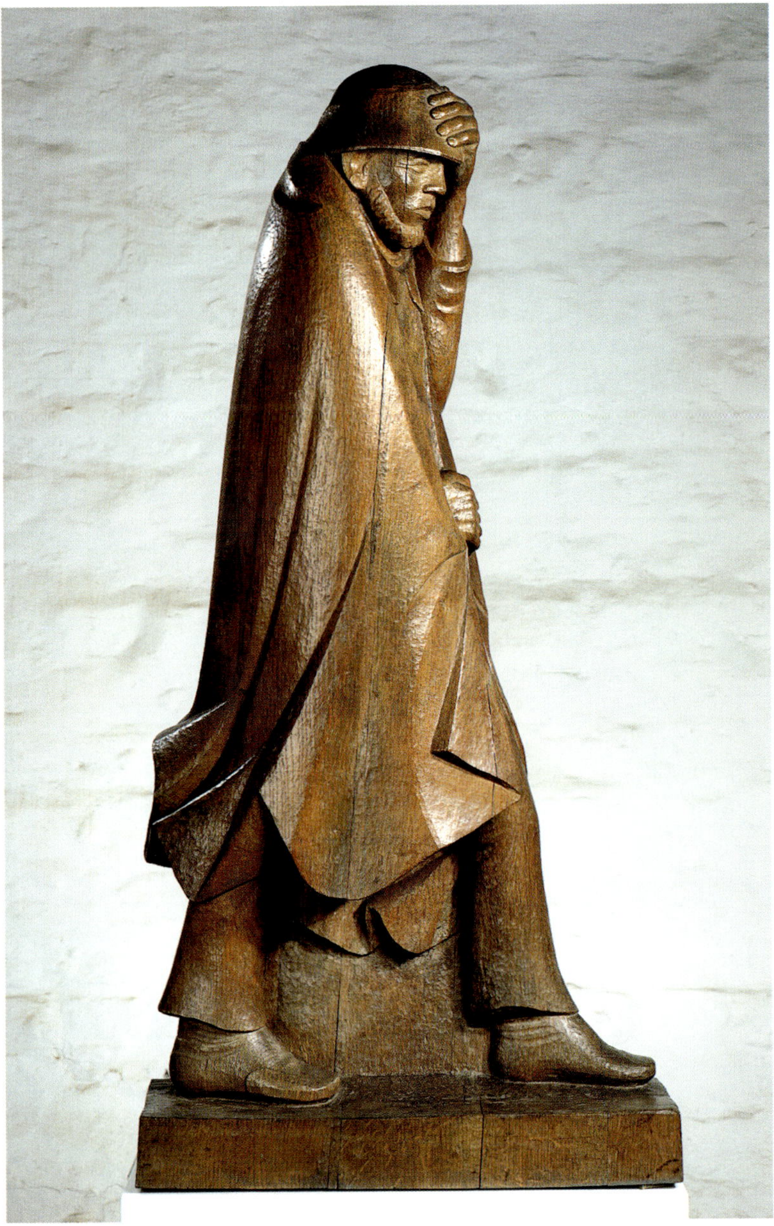

Wanderer im Wind, 1934, Holz, H. 120 cm, Gertrudenkapelle

traf den Künstler, der sich nach eigenen Worten »im Vaterlande zu einer Art von Emigrantendasein genötigt« empfand (Als ich von dem Verbot der Berufsausübung bedroht war, 29./30. Juni 1937), als dieser Bildband mit einer Einführung von Paul Fechter nach Fertigstellung verboten und im folgenden Jahr von der Bayerischen Politischen Polizei beschlagnahmt und zum größten Teil vernichtet wurde.

Die Bekämpfungen und die Auseinandersetzungen mündeten für Barlach nach eigenen Worten in das »mörderische Jahr« 1936, von dem er sich nie ganz erholen sollte. Es entstanden kaum Werke während dieses Jahres. Ernst Barlachs Verfolgung und Verfemung unter nationalsozialistischer Gewaltherrschaft fanden ihren traurigen Höhepunkt in der Aktion »Entartete Kunst« im Jahr 1937. Im Zuge dieser infamen Aktion der nationalsozialistischen Kulturpolitik wurden nahezu 400 Werke Barlachs aus öffentlichen Sammlungen und Kirchen entfernt. Auf der Hetzausstellung »Entartete Kunst« in München wurden Barlachs Figurengruppe *Das Wiedersehen* (1926) und auch der verbo-

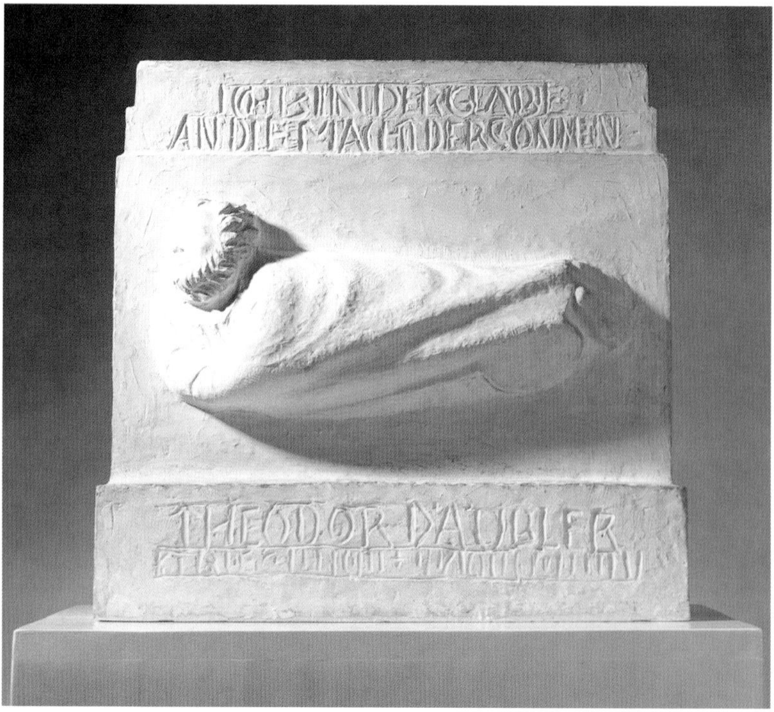

Grabmal Theodor Däubler, 1935, Gips, 59 × 61 cm, Werkmodell 1:3, Atelierhaus

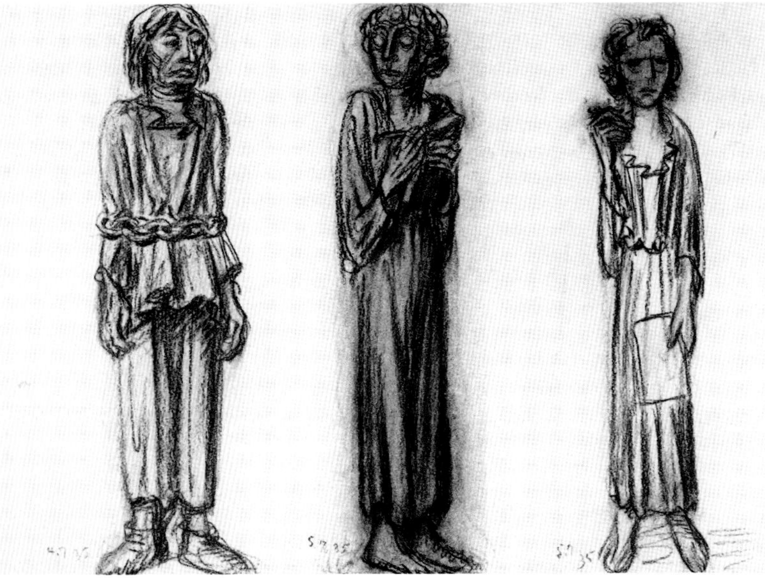

Übungen der leichten Hand, 1935, Kohle, 33,5 × 44,5 cm, Atelierhaus

tene Band *Zeichnungen* (1935) gezeigt. Besonders wertvolle Stücke der konfiszierten Arbeiten Barlachs und anderer exponierter Vertreter der modernen Kunst wurden teilweise ins Ausland verkauft, so im Juni 1939 auf der Auktion der Galerie Theodor Fischer in Luzern.

Wie in einem letzten Aufbäumen schuf Barlach 1937 eine Reihe von Werken mittlerer Größe in Holz: *Der Zweifler, Frierende Alte, Lachende Alte.* Barlachs *Zweifler* – er trägt Züge des Bildhauers – ist die letzte großformatige Arbeit des Künstlers in einer Zeit, in der er körperlich bereits äußerst geschwächt war. Zu Beginn seines Todesjahres schrieb er angesichts seiner desolaten Lebenssituation: »Ich klage nicht an, aber ich bin nicht im geringsten reumütig oder gar gebessert.« (Brief an Hans Barlach, 9. Februar 1938). Barlach hinterließ nach einem von produktiver Vielfalt gekennzeichneten Künstlerleben Werke von zeitloser Gültigkeit. Sein Lebenswerk auf dem Gebiet der Plastik, der Zeichnung und sein literarisches Schaffen nimmt einen herausragenden Rang innerhalb der modernen Kunst des 20. Jahrhunderts ein, ohne daß er einer der gängigen Stilrichtungen zuzuordnen wäre. Paradigmenhaft stellt er im *Zweifler* sich und damit auch sein Werk gegen Ende seines Lebens nochmals in Frage. Darin formuliert Ernst Barlach zugleich sein Vermächtnis: Sein dorniger und leidensreicher Weg war für ihn der einzig gangbare.

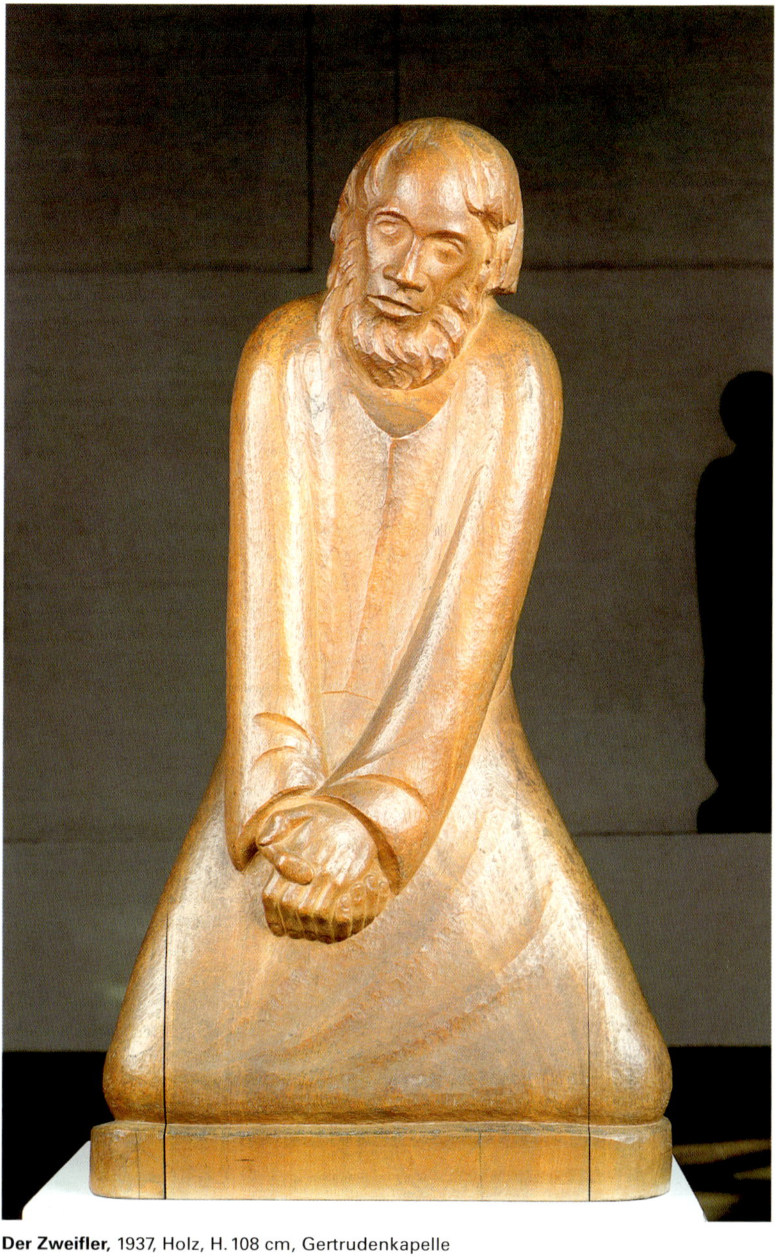

Der Zweifler, 1937, Holz, H. 108 cm, Gertrudenkapelle

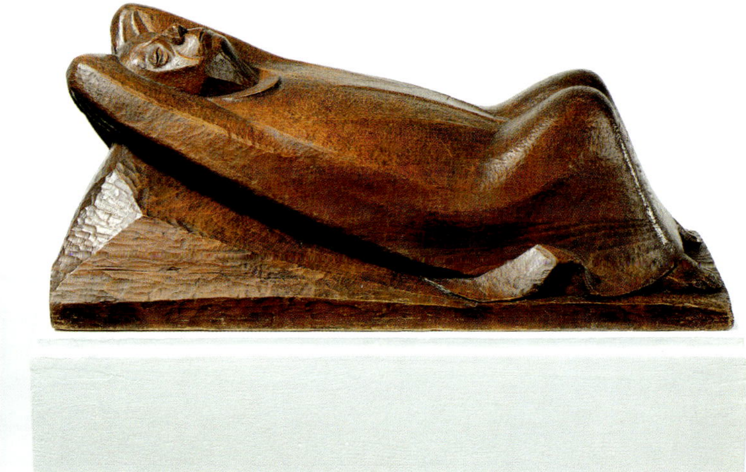

Der Träumer, 1925, Holz, B. 77 cm, Atelierhaus

Im Museum Atelierhaus am Heidberg ist eine einzigartige Verbindung zwischen authentischem Ort der Werkstatt und der abwechslungsreichen Landschaft Mecklenburgs zu erleben. Barlach war bekanntlich ein leidenschaftlicher Spaziergänger, der sich auch die Gegend um Güstrow erwandert hat: »Von meinen insgesamt siebenundsechzig Lebensjahren habe ich wiederum fünfzig Jugend- und Mannesjahre auf der Scholle zwischen meinem Geburtsort bei Hamburg und meiner Wahlheimat Güstrow zugebracht und fühle bei zunehmenden Jahren immer mehr die unauflösliche Verbundenheit mit dem Heimatboden. Ich weiß, daß ich nur dahin gehöre, wo ich bisher gearbeitet und gelebt habe« (Als ich vom Verbot der Berufsausübung bedroht war, 29./30. Juli 1937). In seiner Holzskulptur *Der Träumer* (1925), von der Barlach gesagt hat: »Es sind die Wellen der mecklenburgischen Landschaft«, verleiht er diesem Lebensgefühl einen eindrucksvollen bildnerischen Ausdruck.

Volker Probst

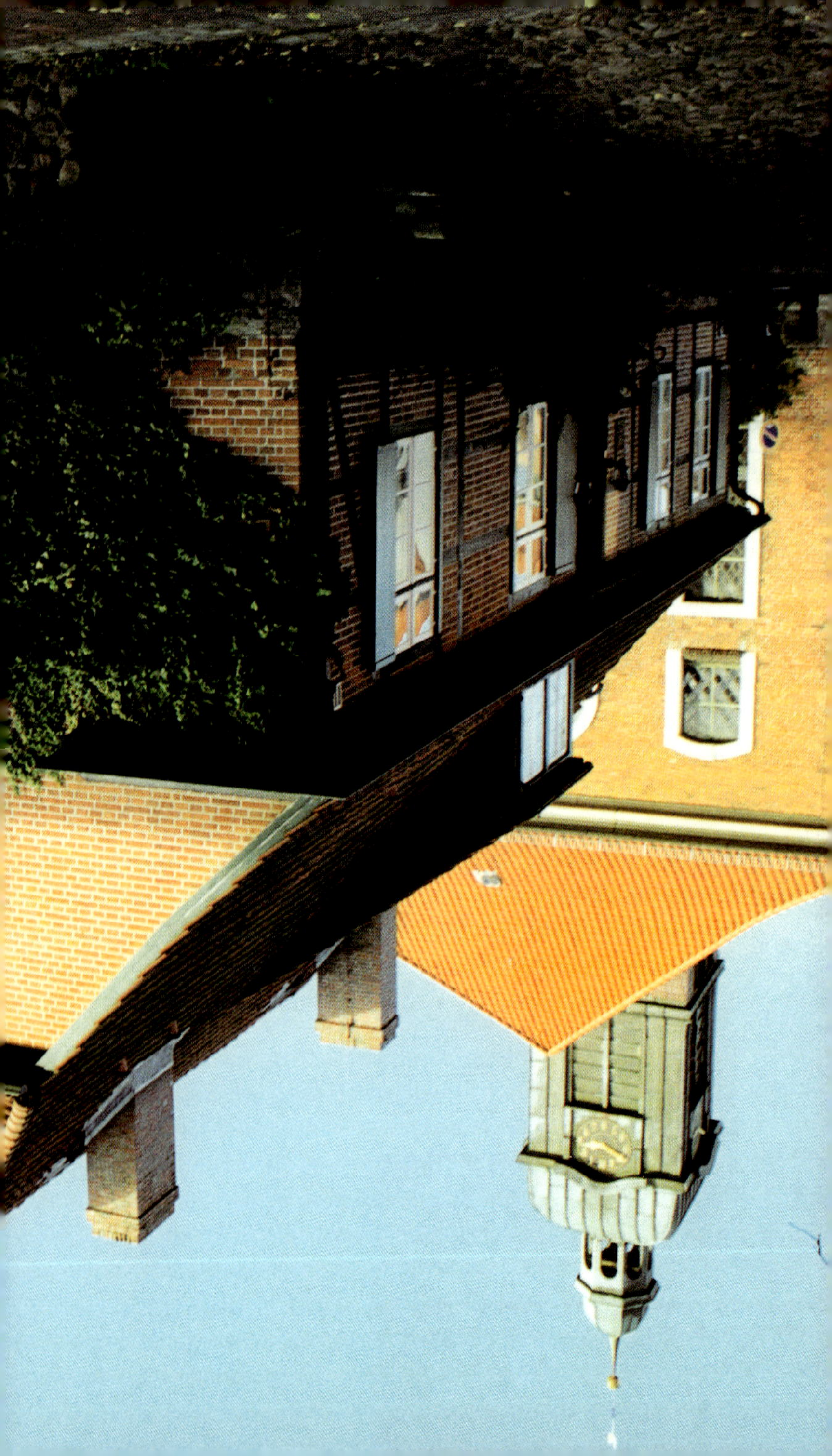

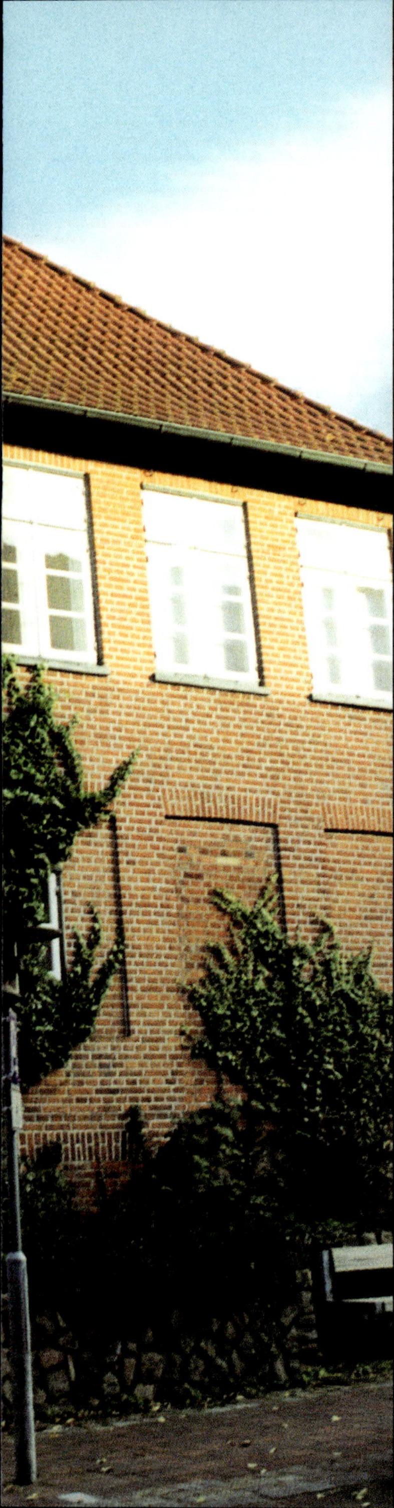

Ernst Barlach Museu
Ratzeburg

Barlachplatz 3
D-23909 Ratzeburg
Telefon: 0 45 41/37 89
Fax: 0 45 41/8 47 22
Träger ist die Ernst Barlach
Gesellschaft e.V. Hamburg

Öffnungszeiten
Dienstag bis Sonntag
von 10 bis 13 Uhr und
von 14 bis 17 Uhr

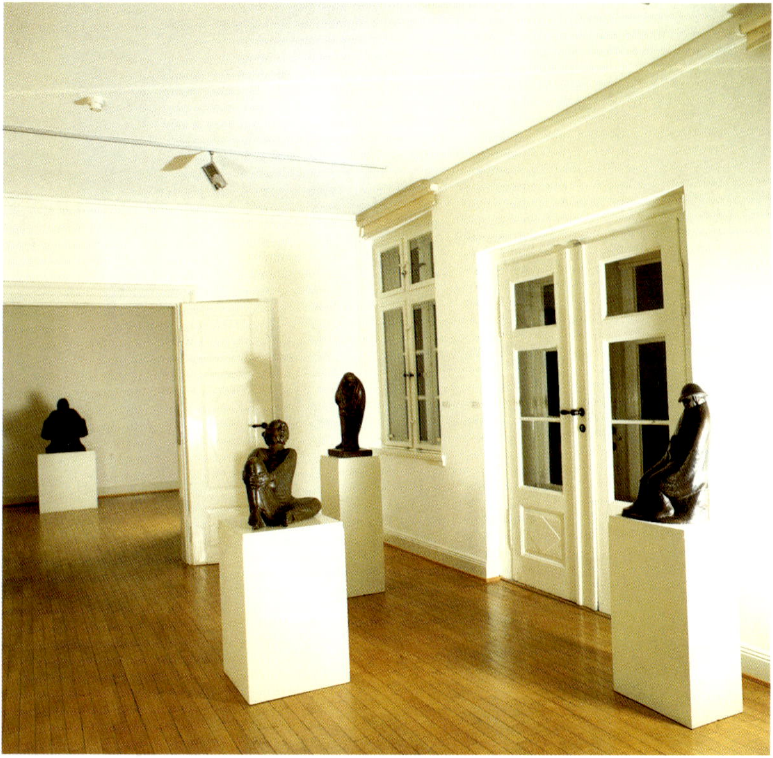

Ausstellungsräume

Person und Werk Ernst Barlachs sind mehrfach mit der Stadt Ratzeburg verbunden. Von 1878 – 1884 verlebte er im Haus neben der Petrikirche, das sein Vater, der Landarzt Georg Barlach, für Praxis und Wohnung erworben hatte, seine Kinder- und frühen Jugendjahre. Ernst Barlach hat dieses Haus in seiner Autobiographie *Ein selbsterzähltes Leben* (1928) liebevoll als sein Vaterhaus beschrieben, mit dem er prägende Eindrücke verband, die für sein künstlerisches Schaffen wie für private Lebensdinge von einiger Bedeutung waren. Am Ende seines Lebens verfügte der seit dem Jahre 1910 im mecklenburgischen Güstrow lebende Künstler, zur letzten Ruhe in der Familiengrabstätte auf dem Friedhof der Ratzeburger Vorstadt beigesetzt zu werden. So geschah es am 28. Oktober 1938. An die Stadt der Kindheit erinnert schließlich auch der Name des aus dem Lauenburgischen stammenden Titelhelden seines unvollendeten letzten Dramas *Der Graf von Ratzeburg*.

1956 konnte die Ernst Barlach Gesellschaft e.V. das Ratzeburger Haus erwerben und mit Leihgaben, die von dem in der Stadt ansässigen Sohn des Künstlers zur Verfügung gestellt wurden, als Museum einrichten. Nikolaus Barlach wurde für einige Jahre dessen erster Kustos. In mehreren Schritten wurde das um 1840 in einem ländlich-klassizistischen Stil errichtete Wohngebäude behutsam für museale Werkpräsentationen hergerichtet. Die ständige Ausstellung zeigt vor allem Bronzeplastiken, sowie einige ausgewählte Zeichnungen und druckgrafische Zyklen. Die Auswahl der Plastiken dokumentiert die wichtigsten Werkperioden von den frühen Arbeiten des Studenten und Absolventen der Dresdener Königlichen Akademie um 1892/94, über die stilprägenden Figuren der Rußlandreise von 1906, die gleichsam einen Schwerpunkt der Präsentation bilden, bis zu den Bronzegüssen nach Werkmodellen für Holzskulpturen, die in den Güstrower Hauptschaffensjahren zwischen 1910 und 1938 entstanden.

Im August 1911 hat Barlach seine Vaterstadt in Begleitung seiner Mutter und des Sohnes noch einmal besucht. Dem Freund Reinhard Piper berichtet er auf einer Ansichtskarte der berühmten Dominsel: »Schöne Tage, es war viel Wind und die Wälder rauschten den selben Ton wie vor 30 Jahren …«. Daß er bei dieser Gelegenheit sein »Altes Vaterhaus« besucht hat, ist wohl zu vermuten. Weitere siebzehn Jahre später hat der Künstler in seinem Domizil am Güstrower Inselsee seine frühen Ratzeburger Jahre reflektiert, als er sein *Selbsterzähltes Leben* niederschrieb.

Nach einigen Monaten, in denen die aus dem mecklenburgischen Schönberg zugezogene Familie im Jahre 1877 in der Ratzeburger Seestraße wohnte, zog Georg Barlach 1878 mit Frau und vier Söhnen in das »alte Haus mit dem hohen Dach«, das er für runde 13 000 Mark erworben hatte. Der eigentlich schlichte Fachwerkbau unter dem ausladenden Krüppelwalmdach öffnete sich in Richtung See durch einen repräsentativen loggienartigen, von vier toskanischen Säulen getragenen Dachüberstand zu einem damals langgestreckten Garten mit Rasenrondell und Blumenrabatten. An seinem Ende befanden sich der Gemüsegarten und das zur Landarztpraxis gehörende Kutscherhaus. So hat es Barlachs Bruder Hans später in einer Auf- und Grundrißzeichnung von Haus und Grundstück überliefert.

Hier wuchs das Kind Ernst Barlach mit seinen Brüdern, dem nächstgeborenen Hans und den Zwillingen Nikolaus und Joseph unter der streng-gütigen Obhut des Vaters und bei wiederholter längerer Abwesenheit der psychisch kränkelnden Mutter heran, die die Erziehung ihrer Söhne immer wieder angestellten Gouvernanten überlassen mußte. Die Vaterprägung Ernst Barlachs, die in seinem erwachsenen Leben die Beziehung zu seinem eigenen Sohn Nikolaus beeinflussen sollte, vor allem aber im bildnerischen und schriftstellerisch-dramatischen Werk Niederschlag fand, hat hier ihren Ursprung.

Im *Selbsterzählten Leben* erinnert Barlach an die frühen Kindheitserlebnisse, denn, »um die Zeit, wo seine Söhne einen Podex nachweisen konnten, der den Strapazen gewachsen war, ließ mein Vater sie zur Teilnahme an der Praxis zu, natürlich zur Landpraxis, die jetzt mit Fuhrwerk besorgt wurde – und da bin ich denn wirklich einmal bis ans Ende der Welt gekommen ... Ich kam zu großen und kleinen Leuten, zu Bauern und Herren, sah Menschen und Dinge unter niedrigen und stattlichen Dächern.« Für sich zog Barlach daraus das Resümee: »Ich meine, die beste Erziehung liegt im Beispiel wertvollen Tuns.« Vom »Marterweg« der Menschheit bekommt er so eine frühe Ahnung, die drei Jahrzehnte später, angesichts des russischen Elends, zur künstlerischen Gestaltung drängen wird. Tod und Leben werden zur kindheitsprägenden Erfahrung, wenn er neben den Pferden in der Diele eines Bauernhauses sitzt, »in dessen innerm Raum sich das Letzte eines an Diphterie sterbenden Kindes begab.«

Die Ratzeburger Kinder- und Jünglingsjahre waren natürlich auch Jahre des unbekümmerten Spielens und Lernens, in denen er begann, auf dem »Buchstabenweltmeer« endgültig »flott« zu werden und auf der Schiefertafel die Lust an »erster erzählerischer Spielerei« zu entdecken. Beim Anblick von Tinte und Blei merkte er »was von gutem Umgehen mit so herrlichen Sachen.« Ein Kaspertheater verführte zu phantasievollen Ausschmückungen von Geschichten, als deren »Anstifter« er sich zwar noch nicht bewußt war, aber: »Es brauchte keine Mühe, höchstens einen gewaltsam hergestoßenen Anfang, und das Stück bekam Fortgang und Ende.«

Mit dem Zeichnen hatte er vorerst Mühe, doch das Konterfei eines mit dem Beinamen »Kuhgesicht« gebrandmarkten Lehrers will Barlach gleich hundertmal an die Wände des Gymnasiums »geschmiert« haben, »und auch sonst begann in mir etwas spürbar zu werden, was nach Form verlangte, und ich schwamm zeitweise in der rettenden Sehnsucht nach irgendetwas, das durch mich geschehen sollte.«

Im Frühsommer 1884 gingen die glücklichen Ratzeburger Jahre der Familie Barlach abrupt zu Ende. Der Arzt Georg Barlach starb, fünfundvierzigjährig, in den Sielen seines Berufes. Seine Witwe verkaufte das Haus an der Petrikirche und zog mit ihren vier minderjährigen Söhnen im Herbst des Jahres zurück ins mecklenburgische Schönberg. Der Erlös des Hausverkaufs wird später deren berufliche Ausbildung sichern.

Die Ausstellung im Ratzeburger Ernst Barlach Museum »Altes Vaterhaus« führt am Beginn des Rundgangs durch die Jahrzehnte seines Schaffens zu den Anfängen, einer kleinen, in romantischer Attitüde festgehaltenen zeichnerischen Studie des spätmittelalterlichen *»Ansveruskreuzes«* (1888). Dies Erinnerungskreuz an die Erschlagung des Mönches Ansverus, lange vor der Gründungszeit von Kloster und Dom, befindet sich noch heute am Rande der »rauschenden Wälder« um See und Stadt. Barlach kannte es wohl und hat es als Achtzehnjähriger im Jahr seines Studienbeginns an der Hamburger Gewerbeschule gezeichnet.

Dort hielt er es drei Jahre aus, um dann seinen Entschluß zur Ausbildung als Bildhauer in die Tat umzusetzen und an die Dresdener Königliche Akademie zu wechseln. Denn Bildhauerei erschien ihm schon bald als die einzig »gesunde Kunst, eine freie Kunst, nicht behaftet mit solchen notwendigen Übeln wie Perspektive, Verlängerung und Verkürzung und anderen Künstelein«. Seine

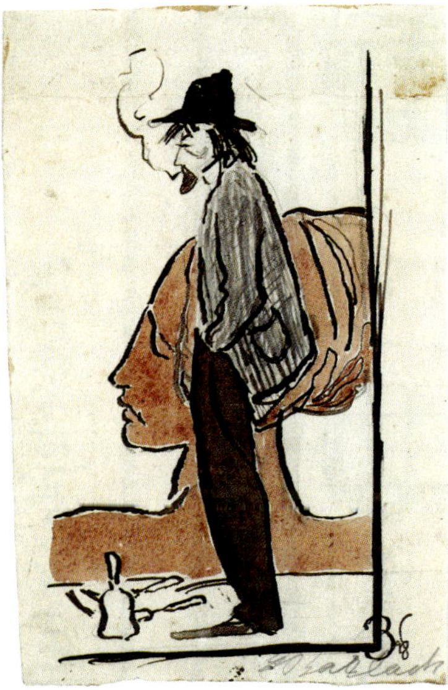

Selbstbildnis, 1898, Pinsel und Tusche
24,5 × 16 cm

früh formulierten Maximen von der »Einheit von Innen und Außen«, der »Vereinfachung und Monumentalisierung«, des »Wirklichen und Wahrhaftigen, das ich erst aus dem, was ich vor mir sehe, heraussuchen muß« und schließlich die Erkenntnis, daß Kunst nichts weiter sei als die »äußere Darstellung eines inneren Vorgangs«, bestimmten seine Suche nach der eigenen künstlerischen Sprache, dem originären bildhauerisch-plastischen Stil.

Die beiden Bronzegüsse nach Gipsplastiken aus seiner Studienzeit, die *Bildnisbüste Josephine Löser* und die *Krautpflückerin,* lassen von Barlachs künstlerischem Wollen noch wenig erahnen. Dazu sollte er erst ein gutes Jahrzehnt später, während seiner Rußlandreise im Jahre 1906, finden. Die *Bildnisbüste Josephine Löser* (1892) belegt den schöpferischen Konflikt des Studenten Barlach mit den Erfahrungen beim Zeichnen nach Gipsabformungen großer Meister, der Anlehnung an klassizistische Vorbilder, und dem Bemühen um den Ausdruck von Individualität und Einmaligkeit der dargestellten Person.

Einige Schritte weiter auf seinem künstlerischen Weg, wenn auch lange noch nicht in Sichtweite des Zieles, befand sich Barlach mit der Figur der *Krautpflückerin* (1894), die als Abschlußarbeit seiner Dresdener Studienjahre gelten kann und mit deren Gipsoriginal der junge Künstler seinen Einstand in der öffentlichen Kunstszene gab, als er sie im Jahre 1898 auf der Großen Berliner Kunstausstellung zeigen konnte. Ganz auffällig bewegt sich die Gestaltung dieser Figur in den Ansprüchen naturalistischer und sozial engagierter Kunst, wie sie von Jean-Francois Millets *Ährenleserinnen* (1857) bis zu Max Liebermanns *Flachsscheuer in Laren* (1887) und zu dem nahezu gleichzeitig entstandenen *Lastträger* (1893) von Constantin Meunier reichen. Barlach selbst beschrieb die *Krautpflückerin* dem Freund Friedrich Düsel als »ein Bauernmädchen, das sich bückt, um Gras auszuraufen, zeigt einen faltenlosen Rock über einem mächtigen Hintern. Das ist mein ganzer Stolz, meine stilistische Eroberung: die ganze Figur in drei großen Flächen ohne Benachteiligung der Bewegung zu packen.«

Der Künstler war schon bei dieser Akademiearbeit einem Vorsatz gefolgt, den er vier Jahrzehnte später selbstbewußt dem Güstrower Freund Friedrich

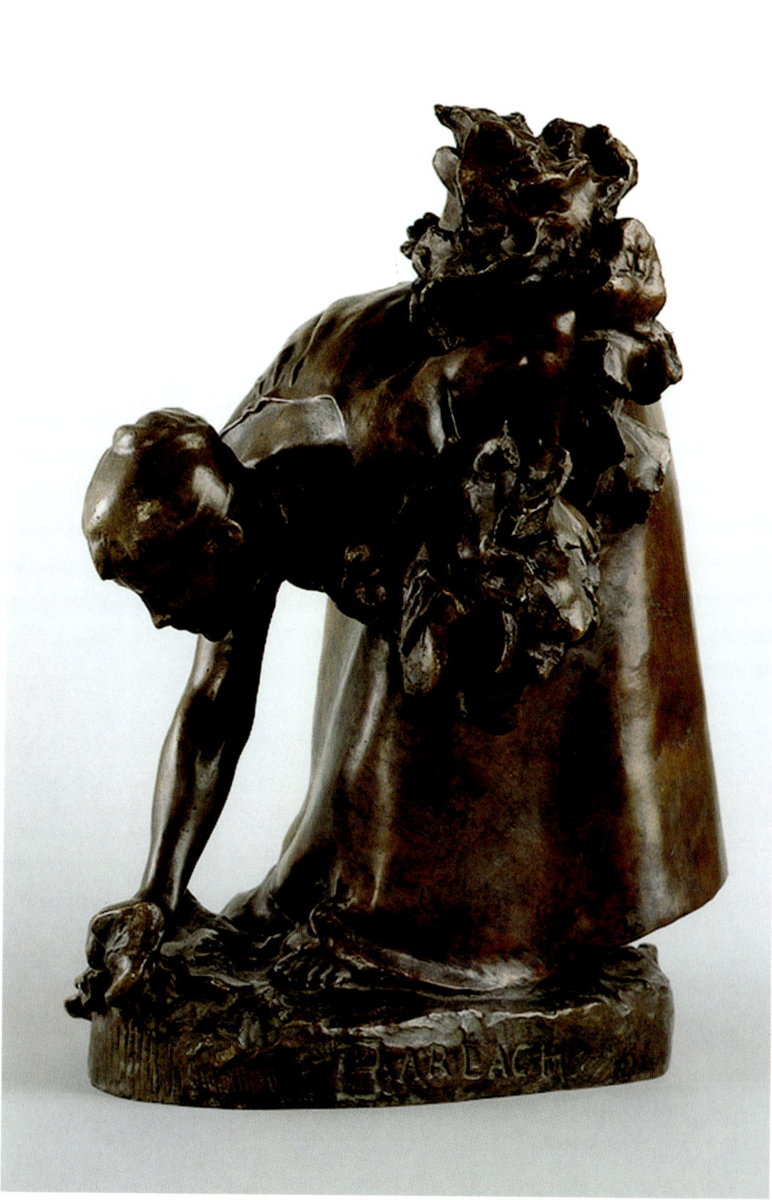

Krautpflückerin, 1894, Bronze, H. 50 cm

Schult diktierte: »Ich darf mit gutem Rechte von mir sagen: ich habe meinen ganzen Krempel von der Straße geholt, nicht aus den Museen oder von der Akademie«. Dieser »Krempel« war jenes »Wirkliche und Wahrhaftige«, das er immer wieder zeichnerisch festhielt, womit er seine unzähligen Skizzenbücher füllte, um es zur rechten Zeit in die plastisch-bildhauerische Form zu übertragen. Auch die *Krautpflückerin* hatte er im selben Jahr 1894 in sein Friedrichrodaer Taschenbuch gezeichnet.

Das nun folgende Dutzend Jahre nach dem Studienabschluß in Dresden 1894 wird eine unruhige, von manchen Fehlversuchen und Irrläufen begleitete Zeit des »Jungen Barlach«, in der er sich mit auftragsgebundener Bauplastik und Denkmalswettbewerben, mit politischen Karikaturen und mit Entwurfsarbeiten für keramische Nippes durchschlägt. Auch die Zeichnungen *Klio* und *Ernte (Herbst)*, beide um 1900 entstanden, entstammen dem Umfeld der Entwurfsarbeiten für bauplastische Gestaltungen. Sie zeichnen sich durch rhythmische Ordnung, ornamentalen Schwung und beseeltes Lineament aus, die sie zu kleinen Meisterwerken des Jugendstils machen.

Ernst Barlach ging in dieser Zeit einer tiefen Krise seines künstlerischen und privaten Lebens entgegen. 1905, er war 35 Jahre alt, ohne Familie, ohne künstlerischen Erfolg, begreift er sein Leben als »übervoll von Schwächen, Irren, Maßlosigkeit und Verlorengehen an alles durchsichtig Ungestaltbare, voll Ungegorenheit und doch immer lauterster Hingebung an strömendes Geschehen und schwankende Weile«, wie er

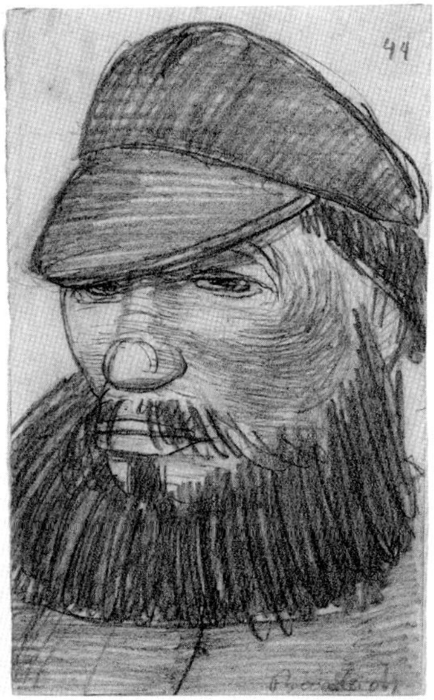

Kopf eines bärtigen Bauern mit Schirmmütze, 1906, Blei, 17 × 10,8 cm

im *Selbsterzählten Leben* bekennt. Rückschauend kommt er zu dem Schluß, daß es keine große Kunst war, »mich zur Reise nach Rußland zu bestimmen ...«, zu der er am 2. August 1906 mit dem Bruder Nikolaus geradezu fluchtartig aus seinem Berliner Elend aufbrach, um den gemeinsamen Bruder Hans im Südrussischen der Gegend um Charkow zu besuchen.

Schon in Warschau, erst recht aber bei den Bauern und Bettlern in den Städten und Dörfern der russischen Steppe, begreift Barlach, daß hier Inhalt und Form seines Kunstwollens wie ein »Feld schnittreif meiner harrte«. Das große Thema wird seine »Teilnahme am Menschen«. 1911 bekennt er sich in der Auseinandersetzung mit Wassily

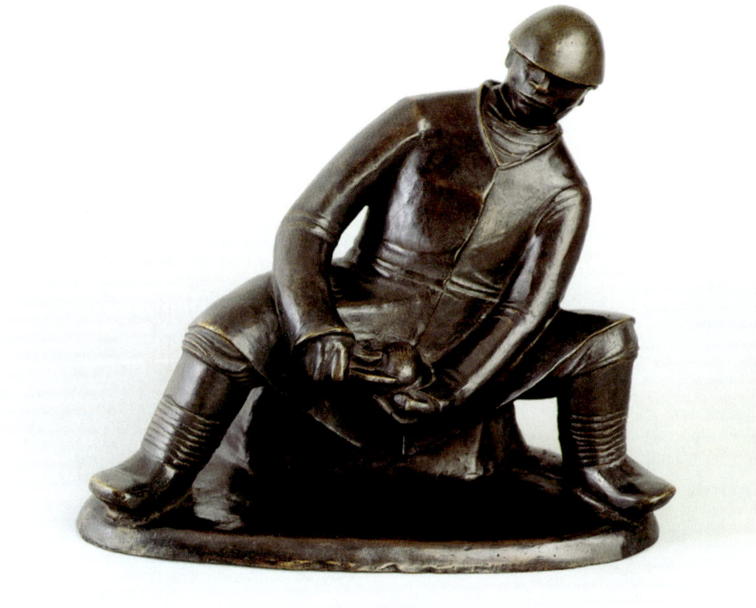

Der Melonenschneider, 1907, Bronze, H. 33,5 cm

Kandinskys Buch *Über das Geistige in der Kunst* dem Verleger-Freund Reinhard Piper gegenüber: »Ich muß mitleiden können« und »meine künstlerische Muttersprache ist nun mal die menschliche Figur oder das Milieu, der Gegenstand, durch das oder in dem der Mensch lebt, leidet, sich freut, fühlt, denkt.«

Das hatte Barlach in Rußland erfahren. Er zeichnete diese Menschen in ihrem Elend, ihrer Verzeiflung, ihren Verletzungen, entdeckte darin aber zugleich auch letztliche Würde, innere Kraft, menschliche Zuwendung. An den Vetter Karl Barlach schreibt er fünfzehn Jahre später: »Ich fand in Rußland diese verblüffende Einheit von Innen und Außen, dies Symbolische: So sind wir Menschen, alle Bettler und problematische Existenzen im Grunde. Darum mußte ich gestalten, was ich sah, und natürlich wuchs in mir unter dem leidenden, simplen, sehnenden, aus sich heraus verlangenden und darum lasterhaften, dem Trunk, Gesang, Musik verfallenen Menschen ein brüderliches Gefühl. Dieses Gefühl aber gilt allen denen, die so – d. h. verfallen, verflucht, in sich zerfallen sind – und ihrer sind unendliche überall, bloß: Der Slave scheint es, es schreit aus ihm, er zeigt es, wo andere verbergen, und so kam es, daß mir das Slavische beim ersten Kennenlernen als das mir Nähere erschien«.

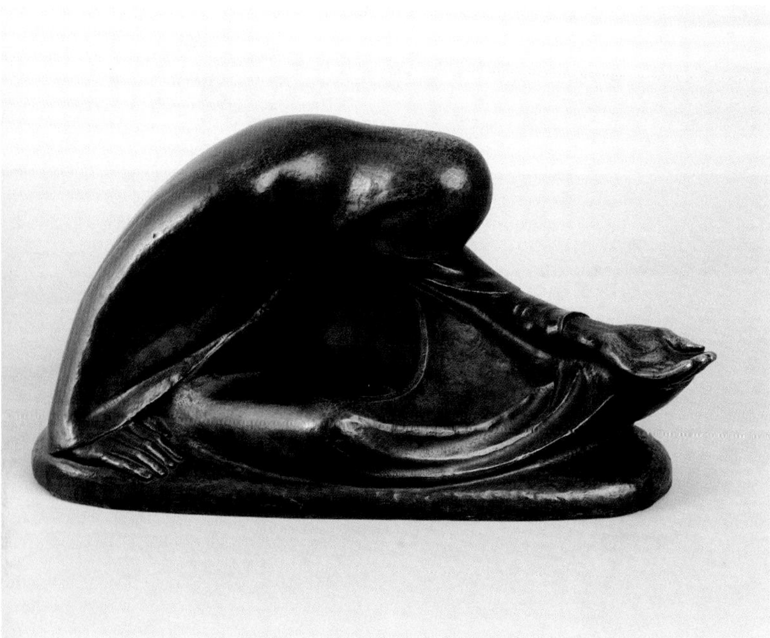

Russische Bettlerin II, 1907, Bronze, H. 23 cm

Die Eindrücke der Rußlandreise, die in der Ratzeburger Sammlung in besonderer Weise zur Geltung kommen, sind in einer Reihe von Skizzen- und Taschenbüchern festgehalten, in Steppenlandschaften und bäuerlichen Intérieurs, in Marktszenen und Figurenstudien, vor allem in den Porträtskizzen der Bauern, Bettler und Popen, denen er dann, im Berliner Atelier, plastische Gestalt gibt. Deren äußere Darstellung ist in einer bildhauerisch-plastischen Form gebündelt und konzentriert, die für sein folgendes Werk charakteristisch wird: die Gewandfigur als Ausdrucksform jener »inneren Vorgänge« im Sinne der postulierten »Vereinfachung und Monumentalisierung«.

Die *Russische Bettlerin II* (1907) ist ein erstes Beispiel solch konzentrierter Körper-Gewand-Komposition. Hier ist ein komplexer innerer Vorgang von gebrochenem Stolz und ergebener Demut in die einfache Formel zweier sich begegnender Linien eines in Unterwürfigkeit gekrümmten Rückens und eines in bettelnder Geste lang vorgestreckten Armes gefaßt. In der Spannung dieser gegenläufigen Körper-Gewand-Bögen abstrahiert Barlach die der Figur innewohnende Dramatik.

In verwandter gestalterischer Verfahrensweise hat sich der Künstler allen seinen russischen Figuren zugewandt; dem *Melonenschneider* (1907) und dem *Liegenden Bauern* (1908), dem *Rus-*

sischen Liebespaar (1908) und dem *Blinden Bettler* (1906); einem »vereinfachten Menschentyp«, wie er in sein »Russisches Tagebuch« notierte, den er in einfach-logischen Volumen und Formbeziehungen in plastischen Figuren aufbaute und es erreichte, ihnen jene angestrebte innere Monumentalität zu verleihen.

Der Erfolg dieser Arbeiten, von denen er einige in der Winterausstellung der Berliner Secession 1907 ausstellte und die ihm die Bekanntschaft und eine für sein zukünftiges Schaffen generöse Vereinbarung mit dem Kunsthändler Paul Cassirer eingebracht hatte, veranlaßte Barlach, sie neben den Bronzegüssen auch in preiswerterem Material, wie Terrakotta, Steinzeug und Porzellan, vervielfältigen zu lassen. Das weiße Porzellan schätzte er wegen der Klarheit und Reinheit in der Wiedergabe der Form, der Linien und Volumen. Das Experiment farbiger Fassungen des Porzellans allerdings, wie sie am Beispiel des *Russischen Liebespaares* (1907) versucht wurde, beeinträchtigte in seiner als »bunt« empfundenen Ausstrahlung die Intentionen des Künstlers und wurde verworfen.

Der Gang durch das Ratzeburger Museum wird durch die beachtliche Reihe der Bronzegüsse bestimmt. In diesem Zusammenhang ist es von Belang, daß Ernst Barlachs bildhauerisch-plastische Arbeit, die ihm unter seinen Begabungen, vor dem Zeichnen und Schreiben, an erster Stelle stand, vor allem durch die Werke in Holz, dem umfangreichen Œuvre der Holzskulpturen gekennzeichnet ist. Im Umfeld der Rußlandfiguren war 1907 auch ein *Sitzender Steppenhirte* entstanden, die erste hölzerne Figur, der in den folgenden drei Schaffensjahrzehnten nahezu hundert Werknummern im gleichen Material folgen sollten.

Barlach, der Bildideen zuerst stets in einer Skizze oder Zeichnung realisierte, vergewisserte sich der dreidimensionalen Form in einem ersten Arbeitsschritt durch die Gestaltung in Ton, von der dann die Werkmodelle in Gips für eine spätere Übertragung ins Holz abgenommen wurden. Im Ergebnis dieses spezifischen Schaffensprozesses entstand das figurale Werk nahezu geschlossen in beiden Ausformungen; als Plastik und als Skulptur. An den gipsernen Werkmodellen schätzte der Künstler die dokumentierte lebendige Ursprünglichkeit der Formung jeden Details, »in der die ganze Frische des augenblicklichen Gefühls erhalten bleibt«, wie er seinem Kunsthändler Alfred Flechtheim 1930 erklärte, aber auch die durch die Möglichkeit der ständigen Kontrolle und Korrektur erreichbare Vollkommenheit und Geschlossenheit.

Es ist nicht verwunderlich, daß, nachdem Barlach 1927 der *Schwebende* des Güstrower Ehrenmals »als Bestätigung der Eignung meiner Art für Metall« erschienen war, die Bronze wieder als Material neben das Holz gestellt wurde, und auch der Gedanke an den Metallguß der ihm so wertvollen Werkmodelle aufkam, für den er dann selbst die Auswahl traf. Im Spätherbst 1930 stellte Flechtheim in seiner Berliner Galerie die ersten 20 Arbeiten des in der Werkstatt Hermann Noack in Berlin-Friedenau hergestellten Gußprogramms »Bronzen von Ernst Barlach«

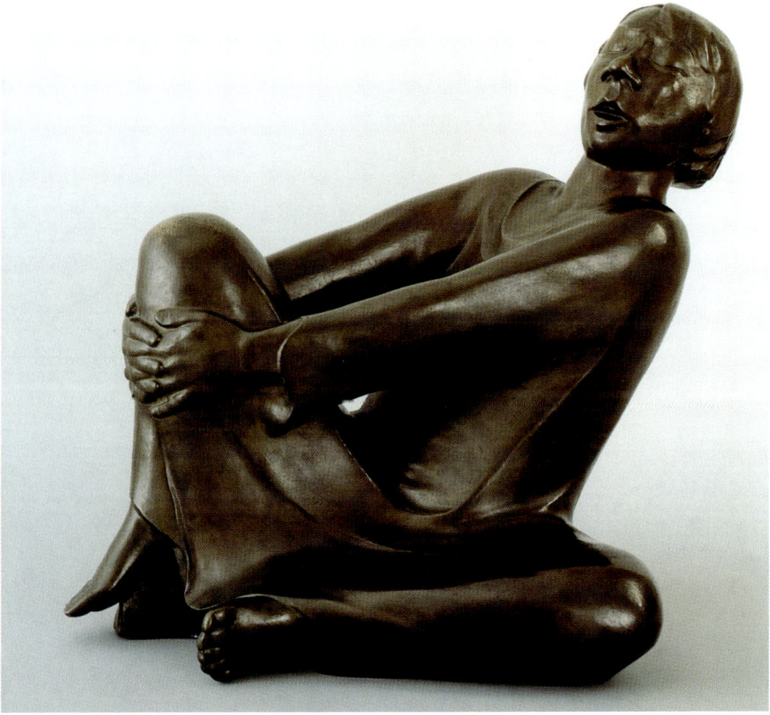

Singender Mann, 1928, Bronze, H. 50 cm

aus, in deren Folgezeit originale Gipsmodelle aus allen Schaffensperioden herangezogen wurden.

Seit 1910 hatte Ernst Barlach Wohnung und Atelier in Güstrow. Landschaft, Stadt und Menschen der mecklenburgischen Provinz wurden nicht schlechthin sein alltägliches Lebensumfeld, sie spannen sich auch in sein künstlerisches Schaffen ein und tauchen als Figuren seines bildnerischen und literarisch-dramatischen Werkes wieder auf. Da waren z. B. die wetter- und lebensgegerbten Naturen der Landleute und Kleinstadtbürger, die ihm imponierten. Die *Alte (Jungfer) mit dem Stock* (1913) und der *Mantelanzieher* (1913) mögen Barlach auf dem täglichen Weg begegnet sein. Dem Vetter Karl beschrieb er 1914 diese »heimatlichen Motive«: »Möchte wissen, wie ich die in Berlin finden sollte, wenn nicht beim Proletariat. Sicher nicht beim Bürger, aber hier gibt es eine etwas rückständige, aber gesunde Primitivität. Das Landleben gibt dem Geringsten eine aristokratische Form. Leute, die einsam, vereinzelt, unmassiert sind, haben schon als Erscheinung etwas Plastisches«.

Das erzählerisch-genrehafte, an der individuellen Charakteristik orientierte Interesse an Figurentypen wich in einem parallelen Prozeß allmählich einer tieferen welthaltigen Programmatik und verallgemeinernden Gleichnishaftigkeit der Erkundung des »Phänomen Mensch«, das von jeher »als unheimliches Rätselwesen vor mir aufgestiegen« war. Der Dualismus des Menschen und seiner Welt in Leiden und Überwindung, Leben und Tod, Geist und Macht, Trauer und Hoffnung erfüllt nun seine Gestalten. Das sucht er in Körpergestus und Raumbewegung, in elementaren Haltungen und verinnerlichten Handlungen der menschlichen Figur auszudrücken: Sitzen und Schreiten, Stürmen und Ruhen, Singen und Lauschen, Lesen und Beten ... Solchen Prototypen menschlicher Zuständlichkeiten begegnet der Besucher im Ratzeburger Museum in den Figuren des *Einsamen* (1911) und des *Verschwenders* (1921), des *Singenden Mannes* (1928) und des *Flötenbläsers* (1936). In feinen Variationen ist Körperlichkeit als Hülle jener »Seelenzustände« definiert, in der sich menschliches Sein auszudrücken vermag; so, wie *Der Einsame* (1911) sich in scheuer Geste suchend einem imaginären Gegenüber öffnet, der *Verschwender II* (1921) sich in dünkelhafter Pose jeglicher Anteilnahme zu verschließen scheint, der *Singende Mann* (1928) und der *Flötenbläser* (1936) sich in glückhafter meditativer Versenkung ihrem Tun hingeben.

In den Themenkomplexen der Kunstwelt Ernst Barlachs verbinden sich eigene Lebenserfahrung und persönliches Betroffensein mit verallgemeinerten Vorstellungen und Befragungen der Sinnhaftigkeit menschlicher Existenz. In den Trauernden, die sein Werk in vielfacher Gestaltung durchziehen, der sitzenden Bäuerin *Trauer* (1913), der *Mutter Erde II* (1920), der *Gruppe aus drei Figuren (Der Tod)* (1925) oder der *Pietà* (1932), sind es immer wieder Frauengestalten, deren mütterlicher Bezug zum Verlust von Leben die »schwerste Last« bedeutet, »große Schwere und großer Schmerz«, wie Barlach angesichts des Kriegsausbruches im August 1914 ahnungsvoll in sein Güstrower Tagebuch notiert. Solche Werke sind letztlich auch Ausdruck einer sehr persönlichen Trauerarbeit, die den frühen Verlust des Vaters (1884) wie den tragischen Tod der Mutter (1920) und den Tod des Bruders Nikolaus (1925) in sich trägt.

Ernst Barlach, der sich erst spät intensiver mit Selbstbildnissen auseinandersetzte, die dann 1928 in dichter Folge weniger Zeichnungen und lithographischer Blätter entstehen, hat einigen herausragenden Figuren seines bildhauerisch-plastischen Werkes selbstbildnishafte Züge verliehen, darunter dem Jünger Thomas in *Das Wiedersehen* (1926) und dem *Zweifler* (1931). Es sind jeweils Lebenssituationen des Künstlers einbezogen, die Sinnfragen des eigenen Seins in besonderer Weise spiegeln. So steht der in den 30er Jahren geschaffene *Zweifler* unter dem Zeichen der existenzbedrohenden nationalsozialistischen Verfolgung von Künstler und Werk als »entartet«. Die fragend-suchende Geste des Thomas in *Das Wiedersehen (Thomas und Christus)* (1926) drückt Barlachs eigene zweifelnde Suche nach Gott aus. Der

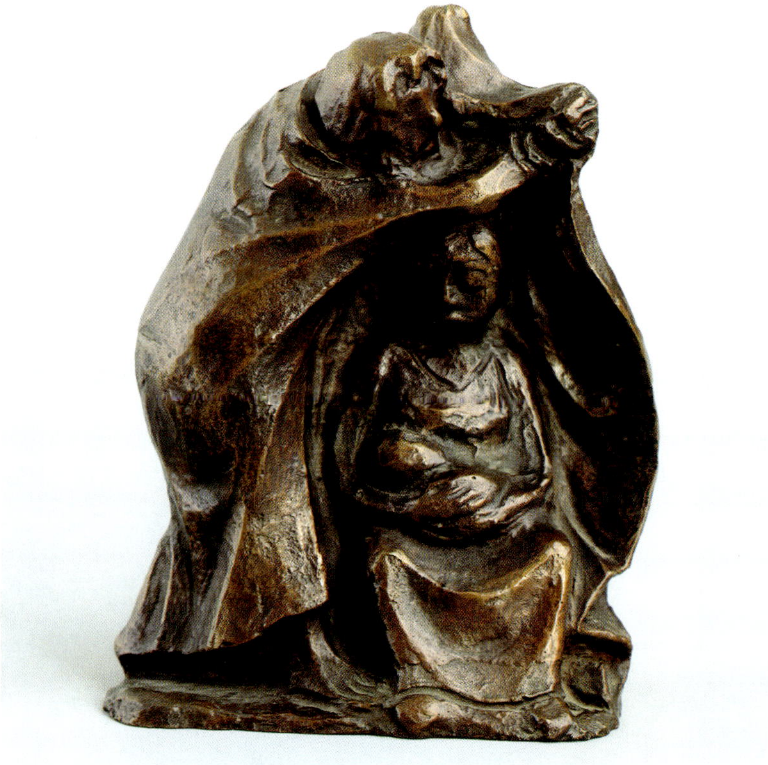

Ruhe auf der Flucht, 1921, Bronze, H. 19,6 cm

figurale Ausdruck von banger Frage und vager Antwort ergibt sich ganz aus einer widersprüchlichen drängend-zögerlichen Hinwendung der beiden Gestalten zueinander.

Ein Fragender ist auch *Der Zweifler* (1931), eine Figur, die sich in ihrer Körperhaltung auf eine frühe Zeichnung eines Blinden (1918) bezieht und sechs Jahre später, in jenem *Schlimmen Jahr 1937*, dem Jahr der Entfernung des *Schwebenden* aus dem Güstrower Dom und der öffentlichen Verfemung seines Werks in der Münchener Ausstellung »Entartete Kunst«, in ein nahezu lebensgroßes Holz übertragen wird. Zweifel ist hier zwischen Verzweiflung und letztem Widerstehen angesiedelt, wie so häufig bei den Gestalten Barlachs als innere »Gratwanderung« schicksalhafter Entscheidungen.

Zweifel und Verzweiflung resultierten letztlich auch aus den schweren Anfeindungen, denen seine »verantwortungsvollsten Werke«, die Ehrenmale für die Gefallenen des 1. Weltkrieges in

Güstrow, Magdeburg, Hamburg und Stralsund, ausgesetzt waren. Das Stralsunder Mal freilich, die *Pietà* (1932), für den Innenhof des Kreuzganges im dortigen Johannis-Kloster bestimmt, erlebte nicht einmal die endgültige Ausführung und Aufstellung am vorbestimmten Ort. Der Entwurf der gänzlich unheldischen, den Opfern des sinnlosen Soldatentodes geweihten Figurengruppe, in deren Gestaltung Barlach das alte christliche Motiv der schmerzergriffenen Maria mit dem toten Christus im Schoß zitiert, stand sofort im Kreuzfeuer der Angriffe nationalistischer und präfaschistischer Vereine der Hansestadt. Barlach zog seinen Entwurf zurück.

Die Soldatenmutter der Stralsunder *Pietà* steht in der Nachfolge jener Reihe der Trauernden, zu denen auch der Ratzeburger Bronzeguß des Werkmodells der *Mutter Erde II* (1920) gehört, deren Steinfassung für ein privates Stettiner Grabmal geschaffen wurde. In ihr sind Gestaltungsmomente der *Pietà* zum Ausdruck unendlicher Trauer durch die totale Beruhigung der Figur in einer symmetrisch-konzentrierten Komposition vorweggenommen.

Im Umfeld dieser Ehrenmalsgestaltungen entstand eine Reihe von Werken verwandter Programmatik wie der *Geistkämpfer* (1927/28) für Kiel und die drei Figuren der unvollendeten Lübecker *Gemeinschaft der Heiligen* (1930), zu der auch der *Lehrende Christus* (1931) und *Die Flamme* (1934) gezählt werden können. In beiden Gestaltungen scheint eine Bemerkung des Künstlers in besonderer Weise bestätigt, der davor warnte, »nichts zu Abwegiges in meine Figuren hineinzugeheimnissen«, da doch eigentlich »alles an der unzweideutigen Gebärde hängt«.

Die Folge der tragischen Gestalten des Spätwerkes fand Unterbrechungen in wenigen Werken eines sarkastischen Humors, mit denen sich Ernst Barlach gegen die allmähliche »Garottierung« wehrte. Ein anrührendes Beispiel dafür ist *Das vergnügte Einbein* (1934). Im Januar des Entstehungsjahres der Figur schreibt er an Karl Scheffler: »Habe ein paar Arbeiten begonnen, die nur mit Ingrimm und nicht kleiner werden wollendem Trotz zu machen sind, nie ausgeführt werden dürften, die mir, veröffentlicht, wo nicht den Tod, so doch den Teufel ans Magerfleisch bringen müßten – Arbeiten, denen ich wenigstens, mir zu genügen, wenn auch im kleinen Maßstab, die Form sichern möchte.«

Während das bildhauerisch-plastische Schaffen wie auch das Zeichnen in allen Werkphasen den Künstler herausforderten, ist das druckgrafische Œuvre Barlachs, dem die Ratzeburger Präsentation eine kleine Abteilung widmet, im wesentlichen auf einen Zeitraum von zwei Jahrzehnten beschränkt und erfuhr seine eigentliche Konzentration in den Jahren zwischen 1912 und 1927. Ein wichtiger Anreger und als Kunsthändler, Verleger und Herausgeber der Pan-Presse treibender Geschäftspartner war Paul Cassirer, dessen Vetter Bruno, Herausgeber von »Kunst und Künstler«, den später allerdings verworfenen Auftrag zu einem ersten großen Illustrationswerk, einem Holzschnittzyklus zu Heinrich von Kleists *Michael Kohlhaas* (1910) erteilte. Die Holzschnittproben

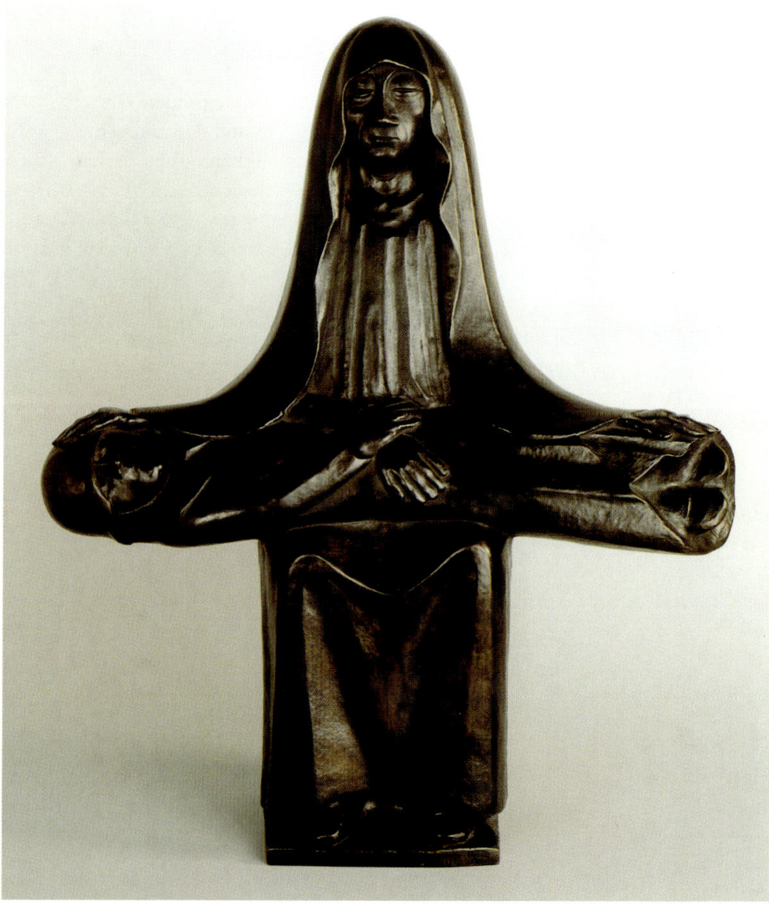

Pietà, 1932, Bronze, H. 64,5 cm

hatten weder Verleger noch Künstler befriedigt. Einige Jahre später wird Ernst Barlach ein Meister der expressionistischen deutschen Holzschnittkunst sein.

Vorerst wendet er sich einer anderen graphischen Technik, der Lithographie, zu, in der sich jeweilige Erfahrungen des Zeichnens ungefilteter übertragen lassen. Zu den frühen lithographischen Arbeiten gehören die acht Blätter, die in der von Paul Cassirer mitten im Ersten Weltkrieg herausgegebenen Folge *Der Bildermann* (1916) erschienen und in deren pazifistischer Grundhaltung sich die Überwindung der anfänglichen Kriegseuphorie Barlachs ausdrückt.

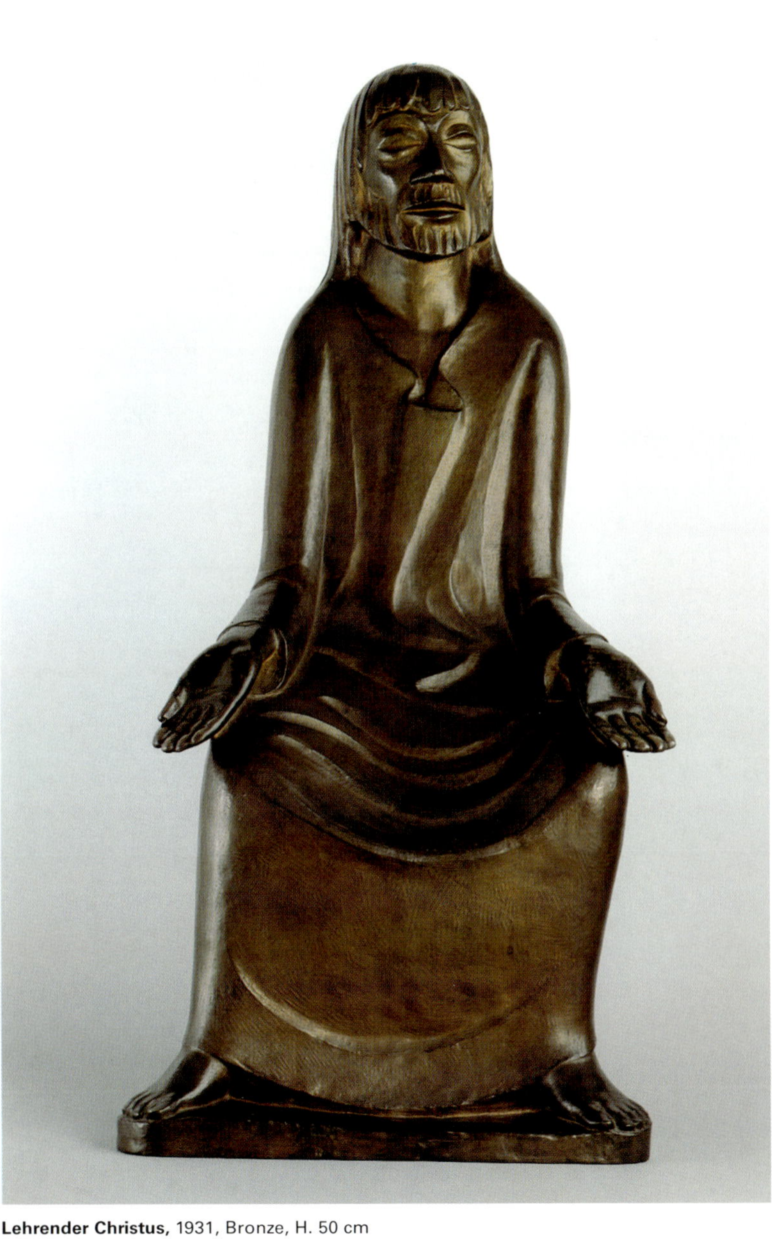

Lehrender Christus, 1931, Bronze, H. 50 cm

Höhepunkte erfährt die Arbeit für den Lithostein in der losen Folge großformatiger Einzelblätter *Die Ausgestoßenen*, zu denen mit der *Empörung (Der Prophet Elias)* (1922), *Drei graue Weiber* (1922) und *Das vergnügte Einbein* (1922) Beispiele monumentaler zeichnerischer Kraftentfaltung gehören, sowie in den vier *Selbstbildnissen* (1928), differenziert-sensiblen zeichnerischen Selbstanalysen, die in dreizehn Einzelstudien vorbereitet worden waren. Ist die Lithographie der Zeichnung im graphischen Ausdruck enger verwandt, so lebt der Holzschnitt aus einer stärkeren Selbstbestimmung formaler Ausdruckskraft. Dem Holzbildhauer Barlach war zudem das Material Holz für den Druckstock in seiner handwerklichen Verfügbarkeit gemäßer. »Mir gefällt das Verfahren sowohl wie der Zwang zum Harten und Einfachen«, schreibt er an Reinhard Piper, als er an den zehn Blättern *Der Kopf* (1918) nach Reinhold von Walters Gedicht arbeitet. Mit den *Wandlungen Gottes* (1920/21), in der »die Einheit von Schöpfer und Geschaffenem«, das »Gewordene« als »die andere Gestalt des Schöpfers« dargestellt ist, und mit den Illustrationen zu Schiller, *An die Freude* (1927), in der »Freude als Sinn, Zweck, Wesen der Welt« waltet, hat Ernst Barlach einen Beitrag zur deutschen Holzschnittkunst geschaffen, der ihn, wie auch in der Skulptur, als einen modernen Erneuerer tradierter Kunstformen ausweist.

Museum und Stadt, »Altes Vaterhaus« und Ratzeburgs Dominsel gehören wie Wedel, Hamburg und Güstrow zu den authentischen Orten der Begegnung mit Ernst Barlach und seiner Kunst. Angesichts des spätromanischen Domes, eines Meisterwerks mittelalterlicher Backsteinarchitektur, begreift man jenes Fazit des Künstlers nach seinem Italienaufenthalt (1909), in dem er Backsteindome und gotische Holzfiguren als Offenbarung und seiner Natur gemäß preist. *Die Dome* des Holzschnittzyklus' *Die Wandlungen Gottes* (1920/21) sind wohl auch eine Reminiszens an seine Ratzeburger Kindheit.

So ist es sinnfällig, wenn auch der Gang des Besuchers durch die Stadt an ausgewählten Orten zu Begegnungen mit der Kunst Barlachs führt. Der Bronzeguß eines der ergreifendsten Werke des Künstlers, des *Bettlers auf Krücken* (1930) aus der Figurengruppe der *Gemeinschaft der Heiligen* für die Fassade der Lübecker Katharinenkirche, erhielt seinen Platz im Innenhof des Domklosters. Das Grab Ernst Barlachs auf dem Ratzeburger Vorstadtfriedhof schmückt der *Singende Klosterschüler* (1931) aus dem gleichen Lübecker Figurenensemble. Ein imaginärer Kreis scheint sich zu schließen, wenn die Schüler der Ratzeburger Realschule, die Barlachs Namen trägt, in deren Eingangshalle der Figur des *Sinnenden* (1934) begegnen.

Klaus Tiedemann

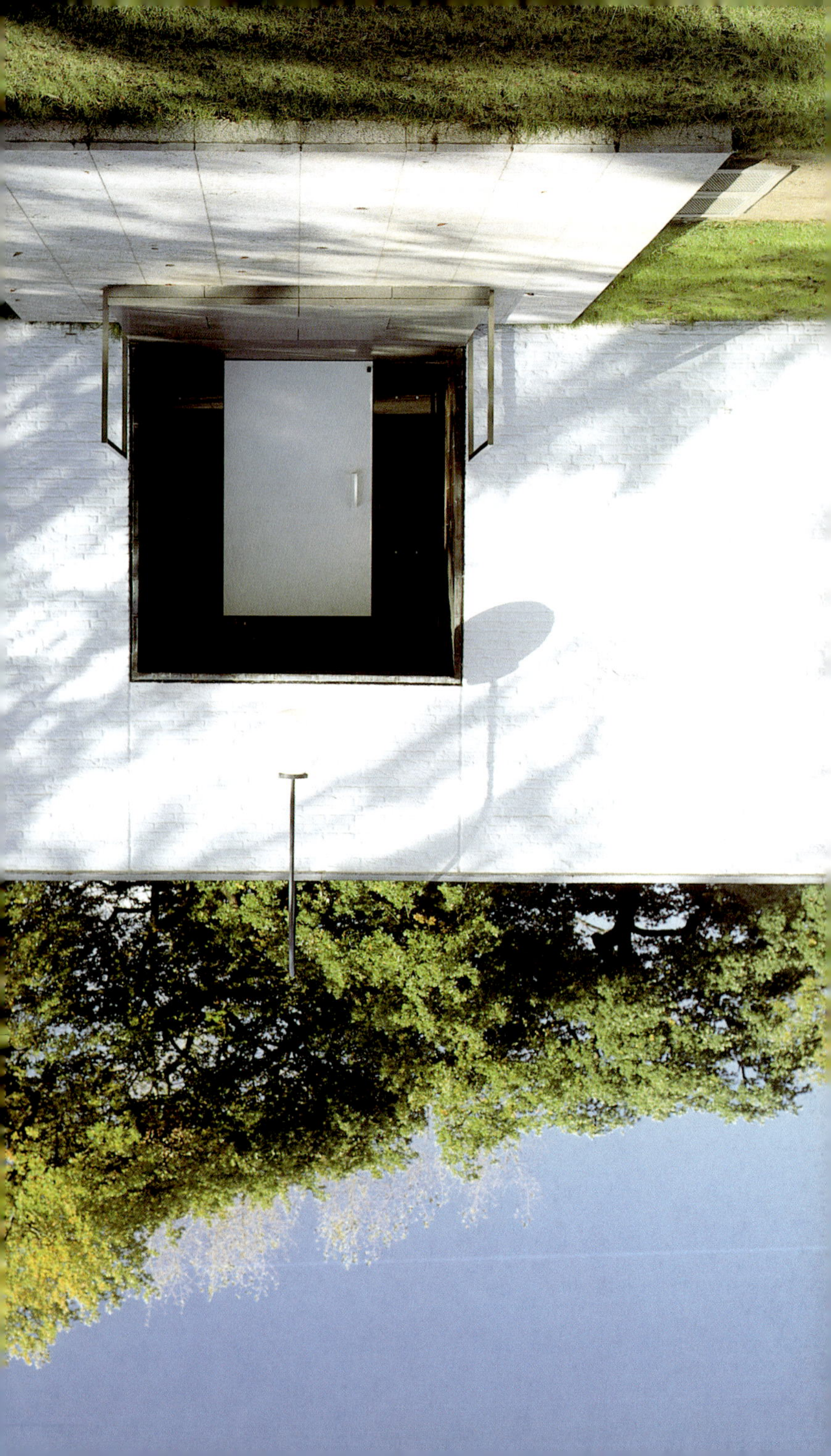

Ernst Barlach Haus
Hamburg

Stiftung Hermann F. Reemtsma

Jenischpark
Baron-Voght-Straße 50a
D-22609 Hamburg
Telefon: 0 40/82 60 85
Fax: 0 40/82 64 15

Öffnungszeiten
Dienstag bis Sonntag
von 11 bis 17 Uhr

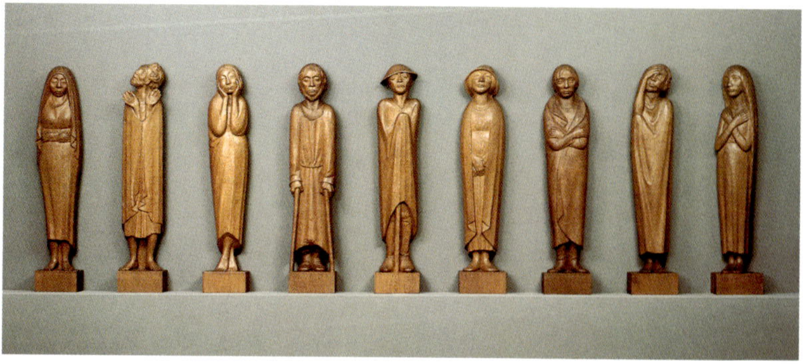

Der Fries der Lauschenden, 1930–1935, Holz, H. 110 cm

Unter den vier Künstler-Museen, die dem Werk von Ernst Barlach gewidmet sind, repräsentiert das Hamburger Ernst Barlach Haus einen eigenen Typus: Es handelt sich hier nicht um ein Wohn-Haus, das in Barlachs Biographie eine Rolle spielte und deshalb später als Ausstellungsstätte eingerichtet wurde. Es handelt sich vielmehr um ein Haus, das durch die Initiative eines Privatsammlers entstanden ist und von vornherein als Museum konzipiert war. Nicht als Station innerhalb der Lebensgeschichte des Künstlers, sondern als Zeugnis der Wirkungsgeschichte des Werks gewinnt das Ernst Barlach Haus seine spezifische Authentizität.

Das Museum ist hervorgegangen aus der Sammlung des Hamburger Industriellen Hermann F. Reemtsma (1892 bis 1961). Im Jahr 1934 waren Hermann Reemtsma und der mit ihm befreundete Bremer Künstler Hugo Körtzinger zum ersten Mal nach Güstrow gereist, um Ernst Barlach aufzusuchen. Barlachs Persönlichkeit beeindruckte die beiden Freunde tief. Unterstützt und beraten durch Körtzinger engagierte sich Reemtsma fortan als Sammler und Mäzen des von der nationalsozialistischen Propaganda verfemten Künstlers. Ein frühes, wichtiges Zeichen dieses Engagements ist der Auftrag zur Vollendung der Figuren-Reihe vom *Fries der Lauschenden* (1930–1935). Auch nach Barlachs Tod im Jahr 1938 erwarb Reemtsma, unbeirrt durch die offizielle Brandmarkung von Barlachs Schaffen als »entartete Kunst«, bedeutende Werke.

Im Zuge der Wiederentdeckung Barlachs nach dem Zweiten Weltkrieg wurde die Hamburger Privatsammlung rasch berühmt. Ende der 50er Jahre entschloß sich Reemtsma daher, die in seinem Besitz befindlichen Arbeiten des Künstlers der Öffentlichkeit dauerhaft zugänglich zu machen. Aufgrund seiner Überzeugung, daß nur eine konzentrierte, abgesonderte Präsentation von Barlachs Werken die Geschlossenheit und Konsequenz ihrer geistigen Konzeption überzeugend zur Anschauung bringen könnte, verwarf Reemtsma den Gedanken, seine Sammlung einem großen Museum zu stiften. Statt dessen ließ er ein eigenes Haus errichten, das den Freunden von Barlachs Kunst als »Ort der Besinnung und Erkenntnis« dienen sollte.

Das von dem Hamburger Architekten Werner Kallmorgen entworfene und 1961/62 gebaute Haus ist in seiner modernen, sachlich-funktional orientierten Gliederung ein überzeugendes Beispiel für die in der Tradition der 20er Jahre stehende Baugesinnung der Nachkriegszeit. Die Ausstellungsräume sind in ihrer Dimensionierung, in ihrer Gestaltung und in der Einrichtung der Lichtverhältnisse genau durchdacht und erlauben so eine spannungsreiche Präsentation der Skulpturen. Etwas abseits des hektischen Großstadtgetriebes liegt das Museum im stimmungsvollen Jenischpark, in unmittelbarer Nähe zur Elbe, deren Landschaft Barlach von seinen Jahren in Hamburg und Wedel vertraut war.

Dank öffentlicher Unterstützung und kontinuierlicher privater Förderung konnte sich das von der Stiftung Hermann F. Reemtsma verwaltete Museum in den dreieinhalb Jahrzehnten seines Bestehens als eine Institution mit eigenständigem Profil innerhalb der Hamburger Museumslandschaft etablieren. Aufgrund einer lebhaften Erwerbungstätigkeit – jüngstes Beispiel ist die 1997 geglückte Erwerbung der Holzskulptur *Tod im Leben* – hat sich der Umfang der Sammlung mittlerweile mehr als verdoppelt: Heute umfaßt sie etwa 130 plastische Werke, 350 Zeichnungen, einen nahezu vollständigen Bestand der druckgraphischen Blätter, rund 400 Briefe, zahlreiche graphische Mappenwerke und Erstausgaben, wertvolle Archivbestände sowie eine auf Literatur über Ernst Barlach und die Kunst seiner Zeit spezialisierte Bibliothek.

Berühmt ist das Museum vor allem wegen seiner Sammlung von Holzskulpturen des Künstlers. Mit 24 Werken besitzt das Haus den mit Abstand größten Bestand innerhalb der insgesamt rund 90 Arbeiten umfassenden

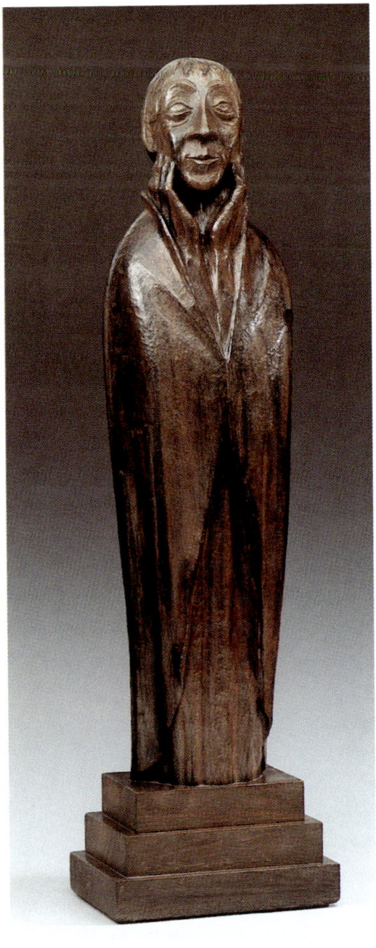

Tod im Leben, 1926, Holz, H. 83,5 cm

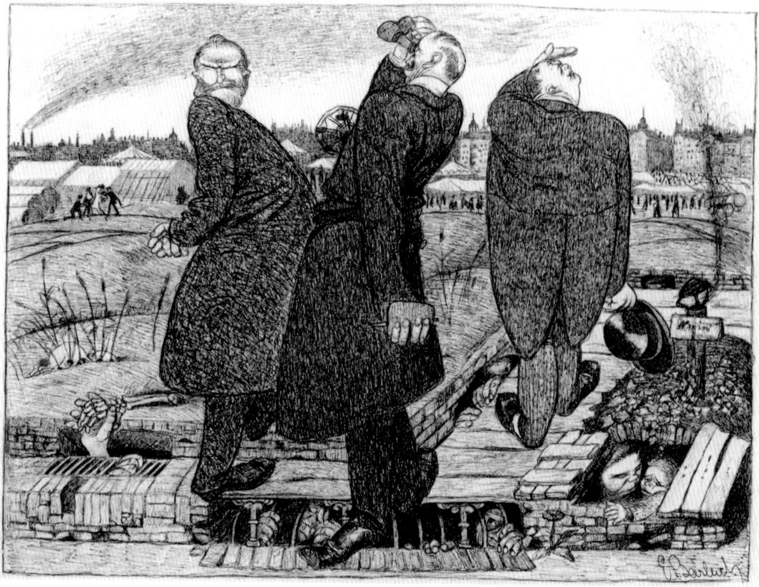

»Aus dem Kommissionsbericht der Übersichtigen«, Zeichnung für die Zeitschrift »Simplicissimus«, 1907, Feder in Schwarz, 45 × 59 cm

Gruppe von Skulpturen, die Barlach in dem von ihm bevorzugten Werkstoff Holz ausführte.
1995/96 wurde das Museum umgebaut und erweitert. Seit seiner Wiedereröffnung im November 1996 verfügt es nun über eine vergrößerte Ausstellungsfläche, die eine großzügige Präsentation der Sammlung ermöglicht und zugleich Raum für Sonderausstellungen bietet: Diese Ausstellungen, die anderen Künstlern und Künstlergruppen gewidmet sind, stellen Barlachs Werk in den Kontext der Kunstgeschichte, sie machen Traditionszusammenhänge und Entwicklungslinien sichtbar und zeigen die Vielfalt der Positionen in der Kunst des 19. und 20. Jahrhunderts auf.

Ein Rundgang durch das Ernst Barlach Haus gibt dem Besucher die Gelegenheit, Barlachs Werk in seiner ganzen Komplexität kennenzulernen: Die Präsentation von Skulpturen aus Holz, Bronze, Keramik, Terrakotta und Gips bietet in Verbindung mit ausgewählten Zeichnungen, druckgraphischen Blättern, Texten und Fotos einen umfassenden Überblick über sein Schaffen als Bildhauer, Graphiker und Schriftsteller. Aus konservatorischen Gründen können Arbeiten auf Papier nur für eine begrenzte Zeit ausgestellt werden. Gezeigt wird daher eine wechselnde Auswahl aus dem reichen Bestand der Zeichnungen, zu denen wichtige Werkblöcke, etwa eine Reihe von satirischen

Zeichnungen für die Zeitschrift *Simplicissimus* (1906–1908), von Vorzeichnungen für die Lithographien zu den Dramen *Der Tote Tag* (1910/11) und *Der Arme Vetter* (1917) sowie Figurinen und Bühnenbildentwürfe zum Drama *Die Sündflut* (1924) gehören.

In Ernst Barlachs Werdegang als Künstler stellt die zweimonatige Reise nach Rußland im Jahr 1906 eine markante Zäsur dar. Barlachs Erfahrung, derzufolge er in Rußland »unendliche Anregung, sagen wir gleich: Offenbarungen empfangen« habe, manifestierte sich in der deutlich erkennbaren kreativen Eigenständigkeit der unmittelbar im Anschluß an diese Reise entstandenen Arbeiten, mit der er rasch die Aufmerksamkeit führender Repräsentanten der Berliner Moderne auf sich lenkte. Die vor 1906 entstandenen Arbeiten galten dem Künstler in späteren Jahren als unreifes Frühwerk, von dem er sich in der Regel vehement distanzierte: »Alles, was ich gemacht habe, eh ich sechsunddreißig war, kann ich leichten Herzens verabschieden«. Trotz dieses Verdikts verdienen die vor 1906 entstandenen Werke durchaus Beachtung; und dies nicht nur, weil sie Barlachs künstlerische Entwicklung verständlich machen, sondern auch, weil sie mitunter – ungeachtet ihrer geistigen und formalen Unselbständigkeit – als Schöpfungen sehr reizvoll sind. In der Sammlung des Ernst Barlach Hauses ist das Frühwerk mit zahlreichen zeichnerischen und einigen plastischen Werken gut vertreten. In Verbindung mit den monumentalen Arbeiten, die Barlach in Werkgemeinschaft mit seinem Studienfreund Carl Garbers für den öffentlichen Raum entwarf und teilweise auch ausführte (z.B. die Figuren im *Giebelfeld des Altonaer Rathauses*), ergibt sich ein facettenreiches Bild des künstlerischen Ertrags der Studienzeit in Hamburg, Dresden und Paris sowie jener Jahre um die Jahrhundertwende, in denen Barlach als Bildhauer in Hamburg und Berlin Fuß zu fassen versuchte. Bereits zu Beginn seiner Studienzeit in Dresden mußte Barlach feststellen, daß die Schöpfungen der von ihm bewunderten, dem klassizistischen Kunstideal verpflichteten Bildhauer Hähnel, Rietschel und Schilling von vielen fortschrittlich eingestellten Künstlern und Kunstkritikern als »überzuckerter Idealismus« abgelehnt wurden. Barlachs Abkehr von den Leitbildern des Klassizismus und seine Auseinandersetzung mit den künstlerischen Positionen des Naturalismus, des Symbolismus und des Jugendstils werden sichtbar in einer Fülle von Zeichnungen, die eine große thematische und stilistische Spannweite haben: Flüchtig und locker skizzierte Beobachtungen des Alltagslebens stehen neben streng und sorgfältig durchgezeichneten Kompositionsentwürfen zu mythologischen und historischen Themen, humoristische Genreszenen wechseln mit anspruchsvollen allegorische Erfindungen. Der thematischen Vielfalt in diesen frühen Blättern entspricht die Vielfalt der künstlerischen Techniken: Neben Bleistift, Feder, Pinsel und Kohle kommen auch Aquarellfarben und farbige Kreiden häufig zum Einsatz. Die zunehmende Souveränität im Einsatz unterschiedlicher Techniken und Stilformen vermag jedoch nicht über eine grundlegende Unsicherheit des jungen Künstlers hinwegzutäu-

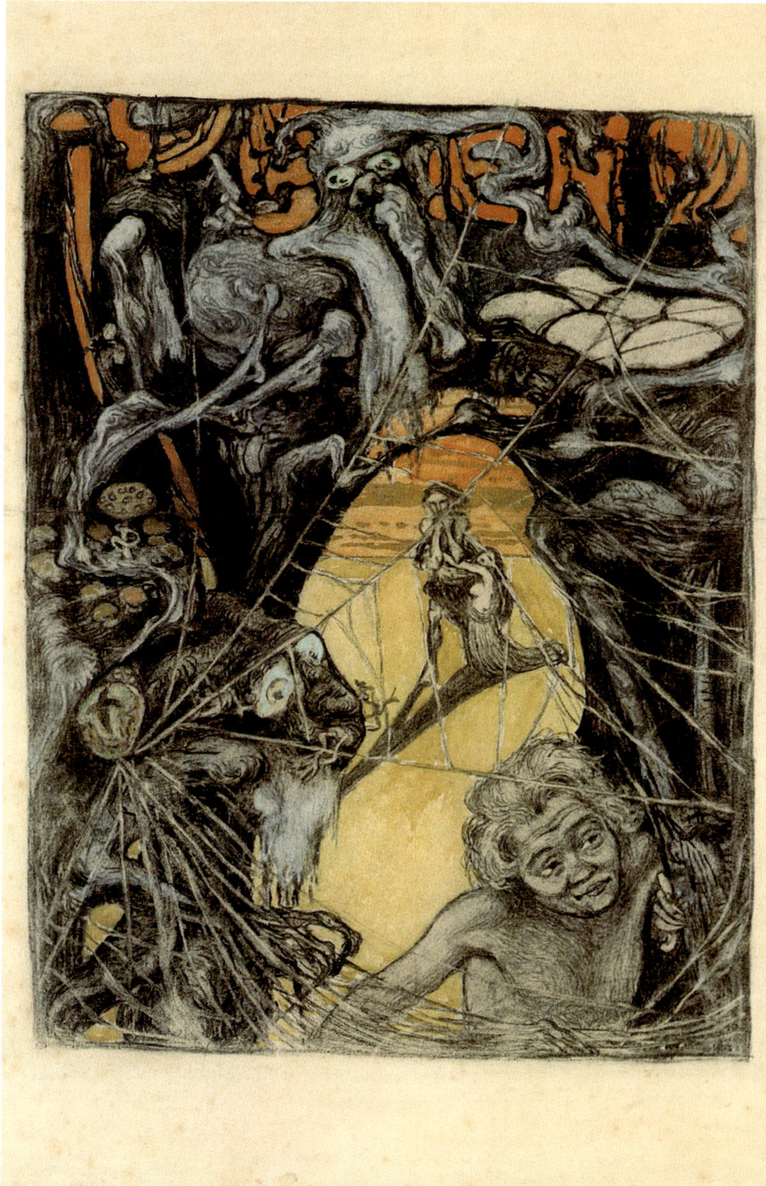

Im Zauberwald, Titelblattentwurf für die Zeitschrift »Jugend«, 1899
Kohle und Aquarell, 52,5 × 33,9 cm

schen: Diese liegt in seiner Suche nach Möglichkeiten der Darstellung geistiger Gehalte, die in einer Phase zunehmender Kritik gegenüber allen Orientierungsversuchen an historischen Vorbildern noch glaubwürdig erscheinen. Die Konzentration der künstlerischen Gestaltung auf die Phänomene der sichtbaren Realität scheint Barlach immer dann, wenn sie nicht zugleich auf eine Welt des nur verstandes- oder gefühlsmäßig Erfaßbaren verweist, notwendig zu oberflächlichen und belanglosen Ergebnissen zu führen; anderseits gilt ihm die symbolistische Beschwörung einer idealen, geistigen Sphäre, sobald sie »nichts Irdisches mehr hat«, zwangsläufig als »höherer Blödsinn«. In seiner Ratlosigkeit hinsichtlich der eigenen Orientierung zieht sich Barlach häufig auf eine Position der ironischen Distanz gegenüber den Dogmen der jeweils erprobten Stilrichtung zurück. Mit wachem Gespür für die komischen Effekte, die sich durch die Konfrontation einer idealen Sphäre des Schönen und Erhabenen mit der realen Sphäre des Häßlichen und Trivialen erzielen lassen, entwirft der junge Künstler zahlreiche humoristische Zeichnungen, die er bei illustrierten Zeitschriften unterzubringen versucht. In diesen Zeichnungen kommt Barlachs Talent im Erfinden phantastischer und grotesker Szenen ausgiebig zum Einsatz.

Das in den Jahren 1900 bis 1902 entstandene *Grabmal Moeller-Jarke*, das sich auf dem Ohlsdorfer Friedhof in Hamburg befindet, gehört in der Ernsthaftigkeit des Ringens um geistige Substanz zu den herausragenden plastischen Arbeiten im Frühwerk des Künstlers. In der Gestaltung einer an einer Grabpforte lauschenden weiblichen Figur ging es Barlach nach seinen eigenen Worten darum, »ohne alle allegorische Kennzeichnung ... das rein menschliche Gefühl schmerzlichen Erinnerns« zur Anschauung zu bringen.

Eine souveräne Beherrschung des Formenrepertoires des Jugendstils, wie sie das *Grabmal Moeller-Jarke* zeigt, weisen auch die Arbeiten auf, die Ernst Barlach in den Jahren 1902 bis 1904 in Zusammenarbeit mit der Altonaer Keramikwerkstatt von Hermann und Richard Mutz entwarf.

Für eine Reihe von künstlerisch gestalteten Vasen und Gefäßen, die Richard Mutz in Anlehnung an japanische Keramik fertigte und mit neuartigen farbigen Glasuren ausstattete, schuf Barlach die als Faunsmasken geformten Henkel und Griffe. Darüber hinaus lieferte er der Werkstatt auch eigenständige figürliche Entwürfe in den rhythmisch schwingenden, die Eigengesetzlichkeit der dekorativen Linie betonenden Formen des Jugendstils. Diese Arbeiten, die teilweise als Gebrauchsgegenstände, teilweise als autonome Kleinplastik ausgebildet sind, beschwören in ironischer Heiterkeit die Ursprünglichkeit und Natürlichkeit einer sinnenfrohen Sphäre des Idealen, in der sich menschliche Gestalten und Mischwesen der antiken Mythologie in grotesken, bacchantischen und erotischen Szenen tummeln.

Auch wenn sich Barlachs Hoffnung auf geregelte Einkünfte durch den Verkauf keramischer Arbeiten als trügerisch erwies, blieb seine Tätigkeit für die Mutz-Werkstatt in künstlerischer Hinsicht nicht ohne Ertrag. Die praktische Auseinandersetzung mit den Intentionen

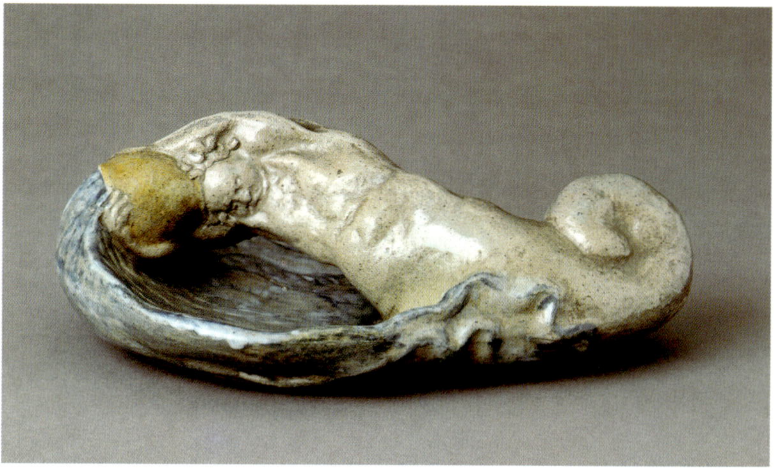

Triton, 1903/04, Steinzeug (Mutz-Keramik), H. 9 cm

des Jugendstils verhalf dem Künstler in seinen Formvorstellungen zu größerer Freiheit gegenüber dem sichtbaren Vorbild und schärfte sein Verständnis für die autonome Logik der künstlerischen Organisation von Linien, Flächen und räumlichen Gebilden.

Die in Mutz-Keramik geformten, kleinformatigen Figuren *Blinder Bettler, Russische Bettlerin I* und *Russische Bettlerin mit Schale*, die in Anschluß an die Rußlandreise entstanden, zeigen, wie Barlach seine gestalterische Sicherheit in der Organisation plastischer Werte nun in den Dienst einer völlig eigenständigen künstlerischen Aussage stellt und damit sein Ziel, in der Welt des Sichtbaren Geistiges aufscheinen zu lassen, auf neue, überzeugende Weise verwirklicht.

Der in der Darstellung bewegter menschlicher Körper und in der Erfindung dekorativer Linien- und Flächenzusammenhänge so erfahrene Künstler unterwirft sich nun dem strengen Zwang zur Vereinfachung der Formen. Durch Techniken der abstrahierenden Umdeutung, Zusammenfassung und Vereinheitlichung der wahrgenommenen Merkmale des realen Vorbilds reduziert und konzentriert Barlach die Vielfalt des optisch Gegebenen auf klare Volumina, Flächengliederungen und Umrisse und damit auf die Expression eindeutiger Gebärden, die sich in der Anschauung als Hinweise auf seelisches Erleben unmittelbar erschließen.

Bei aller realistischen Schärfe im Detail sind Barlachs Bettler keine Genre-Figuren. Es geht dem Künstler nicht um die Schilderung des Milieus und der mentalen Befindlichkeit einer ganz bestimmten, sozial ausgegrenzten Gruppe von Menschen. Barlachs Interesse gilt vielmehr dem Ausdruck allgemeinverständlicher und -gültiger Dimensionen menschlichen Empfindens. In den Körperhaltungen und -gebärden des Niedersinkens und des Sich-Aufrichtens, des Zurückweichens und des Sich-Entgegenstemmens, des Loslassens und des Festhaltens, des Sich-Verhüllens und des Sich-Öffnens artikulieren sich elementare Regungen menschlichen Fühlens und Verhaltens wie Kraftlosigkeit und berechnendes Zurschaustellen der eigenen Schwäche, Selbsterniedrigung und demütiges Bitten, Gelassenheit und trotzige Selbstbehauptung.

Aus vielen Mitteilungen des Künstlers geht hervor, daß ihn während seiner Rußland-Reise »die Erscheinungen überstürzten«. Auf dieser Reise lernte er in den russischen Dörfern und Kleinstädten Menschen kennen, die ihre jeweilige Gemüts- und Geistesverfassung in einer für westeuropäisches Empfinden ganz ungewöhnlichen Intensität auszusprechen und auszuleben gewohnt waren. Bei aller – durch mangelnde Kenntnis der russischen Sprache, der Sitten und Gebräuche bedingten – Fremdheit empfand Barlach doch zugleich auch eine verblüffende Vertrautheit mit diesen einfachen Men-

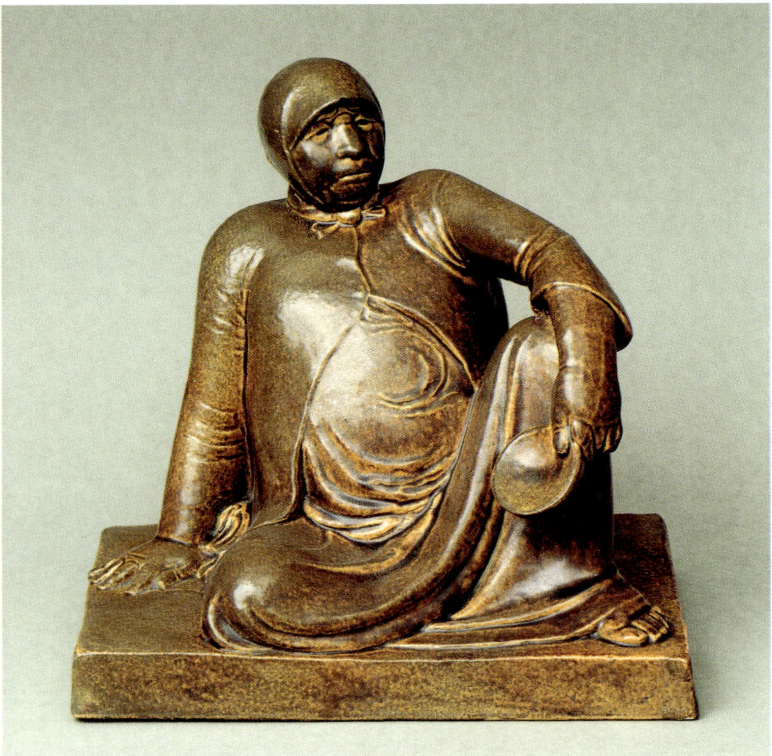

Russische Bettlerin mit Schale, 1906, Steinzeug (Mutz-Keramik), H. 29 cm

schen, die ihr Leiden an der vorgefundenen Realität und ihre Sehnsucht nach einem anderen Leben so offen artikulierten. Ein »brüderliches Gefühl« zog Barlach auch und gerade zu den Ärmsten der Armen, den zahllosen Bettlern, die die Straßen der russischen Städte bevölkerten, hin. Den Künstler faszinierte die Offenheit, mit der sich die Bettler zu ihrer Situation der Entwurzelung bekannten, und er beobachtete mit wachem Interesse die Vielfalt der geistigen Haltungen, mit denen diese Menschen auf ihre Situation reagierten. Das Gefühl der Anteilnahme, das Barlach bewegte, folgte anderen Impulsen als dem durch die künstlerischen Manifestationen des Naturalismus verbreiteten Interesse des aufgeklärten Bürgertums an der Lage der sozial benachteiligten Bevölkerungsschichten. In Barlachs Empfindung des Mitleidens dominierte nicht das – aus der Position der Überlegenheit heraus verspürte – Bedauern der in Armut und Rechtlosigkeit lebenden Massen und das Bemühen um eine neue Wahrnehmung ihrer Würde, sondern die Entdeckung der engen Verwandschaft der beobachteten Gemütszustände mit dem eigenen Lebensgefühl als Außenseiter der Gesellschaft.

Barlach hat dieses Lebensgefühl in der Hauptfigur eines seiner bekanntesten Bühnenstücke, des nach dem Protagonisten benannten Dramas *Der arme Vetter*, sehr eindringlich beschrieben. Die Erfahrung von Ohnmacht und Orientierungslosigkeit sowie des Ausgeschlossenseins als Grundkonstanten des eigenen Lebensgefühls teilte Barlach mit vielen zeitgenössischen Künstlern, deren literarische und bildkünstlerische Schöpfungen dem deutschen Expressionismus zugeordnet werden. Die Ursachen für dieses Lebensfühls liegen in den vielfach als bedrohlich empfundenen Prozessen der sich dynamisch entwickelnden Industriegesellschaft des Wilhelminischen Kaiserreichs, die im ökonomischen, politischen und sozialen Bereich zu gewaltigen Veränderungen führten und in der Folge ernste Krisen einleiteten. Auf diese gesellschaftlichen Prozesse reagierten viele Künstler der Zeit mit dem Gefühl einer tiefen Verunsicherung. Die Neuorientierung von Wissenschaft und Philosophie im späten 19. Jahrhundert, die zur Infragestellung der tradierten Wertmaßstäbe und Weltbilder führte, trug entscheidend zu dieser Verunsicherung bei. Dem weitverbreiteten Glauben an den unaufhaltsamen Fortschritt von Staat und Gesellschaft begegneten die Künstler mit ernster Skepsis; der selbstgerechte Habitus des modernen, vermeintlich aufgeklärten Zeitgenossen, der sich als Subjekt der Geschichte verstand und der sich in der Verfolgung seiner materialistischen Ziele doch nur der instrumentellen Vernunft einer brutalen Konkurrenzgesellschaft unterwarf, erschien ihnen als hohle Fassade.

Im Bekenntnis zum Leiden an den vorgefundenen Zwängen des Lebens, zur Sehnsucht nach einer geistigen, sinnbezogenen Fundierung der eigenen Existenz und zum Wissen um die Unzulänglichkeit der eigenen Sinnkonzepte lag für Barlach eine fundamentale Wahrheit der menschlichen Existenzbestimmung, der er in seinen Bettler-Figuren sinnbildliche Gestalt zu geben versuchte. »So sind wir Menschen, alle

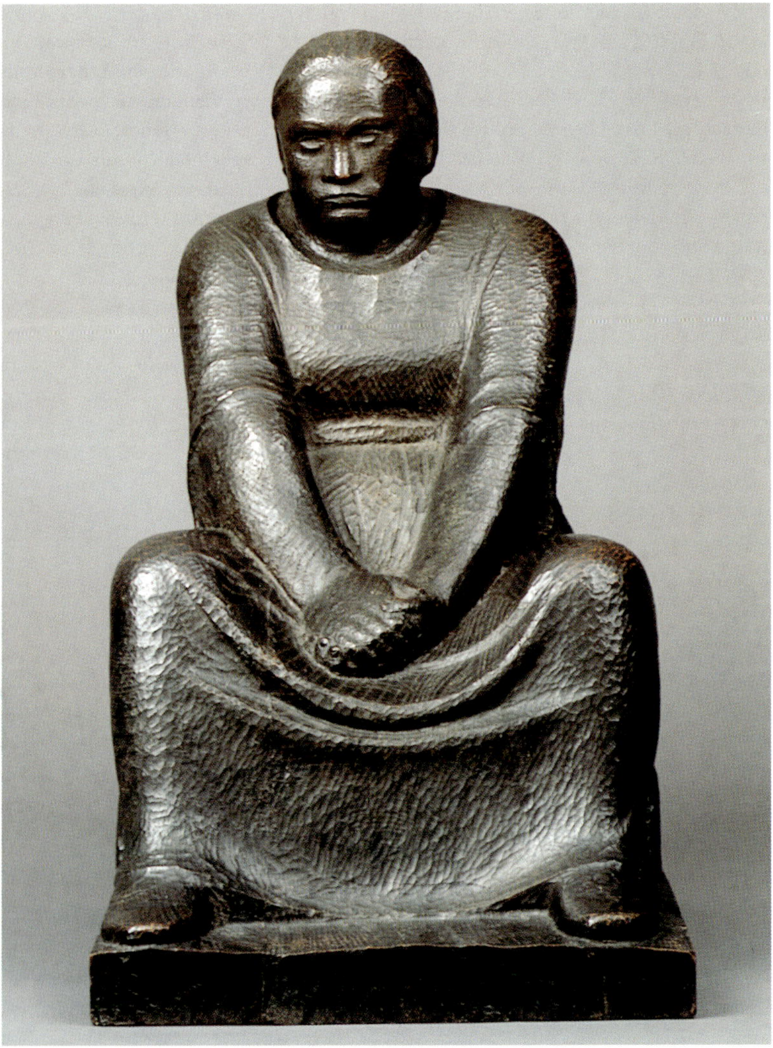

Sorgende Frau, 1910, Holz, H. 66 cm

Bettler und problematische Existenzen im Grunde«, mit diesem berühmt gewordenen Satz begründete Barlach seine Sympathie mit allen Menschen, die ihre Unsicherheit und Not nicht hinter der Fassade bürgerlicher Konventionen verbargen, sondern offen eingestanden. Seit seiner Rußlandreise ist sich Barlach seiner künstlerischen Thematik sowie der Mittel ihrer Gestaltung sicher. Es geht ihm hinfort um die Darstellung eines »stilisierten Menschentums, ... das ins Riesenhafte gesteigert ist, durch Schicksal erschüttert oder durch Selbstvergessen außer sich gebracht, kurz, irgendwie mit dem großen Begriff ewig in Verbindung gesetzt, das bei aller Zeitbedingtheit aus der Misere seiner Zeit herausgewachsen ist, dessen Freud- und Leidausdruck von keiner Überlegenheit belächelt werden kann« (Brief vom 8. August 1911).

In seiner Gestaltung orientiert sich Barlach zeit seines Lebens am Vorbild der sichtbaren Realität. Allerdings ist diese Realität für ihn künstlerisch immer nur begrenzt »brauchbar«. Angesichts des »nüchternen, kümmerlichen Lebens« in der modernen Großstadt, in deren Atmosphäre sich »das Wesen in konventioneller Form« versteckt, sucht er seine menschlichen Modelle künftig eher »auf dem Lande, an der Küste, in der Kleinstadt«, wo er schlichte, bäuerliche Menschen vorfindet, die es gewohnt sind, »primitiv«, das heißt spontan und darin ehrlich zu reagieren. Seine thematischen Anregungen bezieht Barlach jedoch keineswegs nur aus der realen Welt; als Inspirationsquelle bleiben die großen Stoffe der Weltliteratur für den Künstler von entscheidender Bedeutung. Mythische Vorzeit, biblisches Altertum, Mittelalter, Neuzeit und aktuelle Gegenwart verbinden sich in Barlachs künstlerischer Vorstellung zu einer durch keinerlei historische Brüche geteilten Welt, in der sich der Mensch nicht als selbstbewußt und souverän agierendes Ebenbild Gottes, sondern als »armer Vetter«, als »verarmtes und ins Elend geratenes Nebenglied aus besserem Hause« bewegt. Barlachs Skulpturen, Zeichnungen und Dramen konzentrieren sich auf die Darstellung menschlicher Gestalten, die sich in einer Situation existentieller Verunsicherung befinden. Immer wieder erfindet Barlach Figuren, die der Wirkung unsichtbarer, unbe›greif‹licher Kräfte ausgesetzt sind, gegenüber denen sie sich in Trotz verschließen, in ohnmächtiger Wut zur Wehr setzen oder in demütiger Hingabe und andächtigem Staunen öffnen. Zu den »außer sich« geratenen Gestalten, die Barlachs Phantasie immer wieder beschäftigen, gehören auch jene Wesen – Hexen, Propheten und Visionäre – die, wie die Künstler, besonders empfänglich für Botschaften aus unsichtbaren Welten sind und die aufgrund dieser Gabe das Schicksal von unverstandenen und mitunter sogar verfolgten Außenseitern erleiden.

Die Figuren *Sorgende Frau* und *Der Berserker* aus dem Jahre 1910, die entstehungsgeschichtlich am Anfang der Reihe von Holzskulpturen im Ernst Barlach Haus stehen, verdeutlichen das weite Spektrum der Inspirationsquellen, die Barlach für die Erfindung seiner Gestalten nutzt. Als Vorbild für die sich in einer Haltung des abweisenden Trotzes verschließende *Sorgende Frau* dienten die zahlreichen Bäuerinnen oder Marktfrauen, die Barlach nicht nur in Rußland, sondern auch während seines Studienaufenthalts in Italien immer wieder beobachtete und zeichnete. *Der Berserker*, ein wilder Krieger und Schwertkämpfer, der sich in einer Gebärde der blinden Wut gegen eine aus dem Raum auf ihn einwirkende, un-

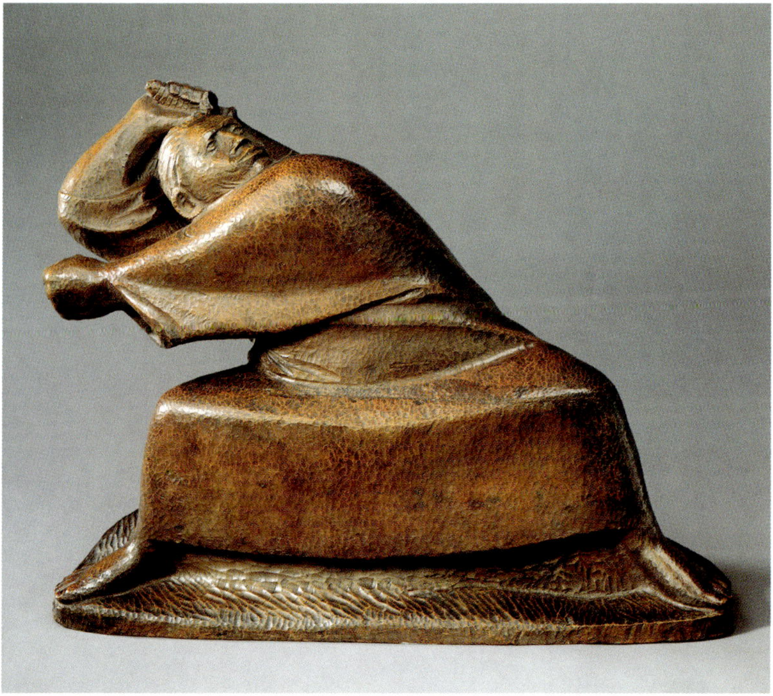

Der Berserker, 1910, Holz, H. 67 cm

sichtbare Kraft zur Wehr setzt, stammt hingegen aus einer fiktiven Sphäre: es ist die Welt der altnordischen Sagen, die den so klassisch gebildeten Künstler nach 1906 weitaus mehr interessierten als die mythologischen Erzählungen der klassischen Antike.

Im Verlauf der Jahre 1907/08 begann sich Barlach intensiv mit dem Werkstoff Holz auseinanderzusetzen, und schon bald wurde Holz sein bevorzugtes bildhauerisches Material. Ob Barlach dabei das Vorbild der dem Symbolismus nahestehenden Künstler Paul Gauguin, George Minne, Aristide Maillol und Georges Lacombe vor Augen stand, läßt sich nicht mit Sicherheit sagen. Diese hatten vor der Jahrhundertwende – in Ablehnung der als konventionell empfundenen Glätte der in der Skulptur des 19. Jahrhunderts bevorzugten Materialien Bronze und Marmor und in Hinwendung zur einheimischen Volkskunst, zur Kunst der ozeanischen Naturvölker und zur mittelalterlichen Plastik – Holz als Werkstoff für ihre bildhauerischen Arbeiten entdeckt.
Auch die Maler-Bildhauer, die zu Beginn des 20. Jahrhunderts sowohl in der Malerei als auch in der Plastik neue Wege gingen und die sich dabei nun

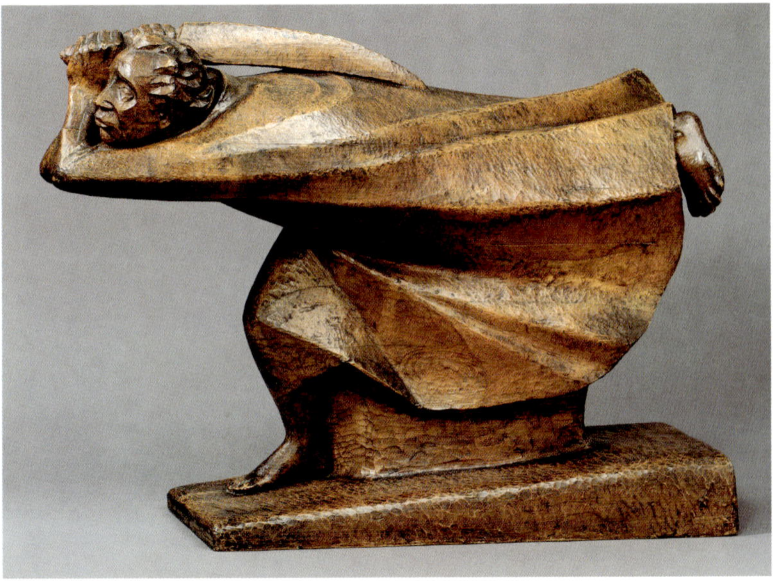

Der Rächer, 1922, Holz, H. 57 cm

vielfach von der afrikanischen Stammeskunst inspirieren ließen, brachten dem Werkstoff Holz ein besonderes Interesse entgegen. Ebenso wie die genannten Künstler schätzte Barlach Holz als bildhauerisches Material wegen seiner Einfachheit und Ursprünglichkeit; außerdem reizte ihn an diesem Material die Möglichkeit des weitgehend autonomen, das heißt von fremdbestimmten, technischen Herstellungsprozessen unabhängigen Umgangs. Obwohl Barlach die Holzschnitzerei »unzünftig«, als Autodidakt erlernte, bildete er seine sehr eigenwillige Art der Behandlung des Materials zu einer handwerklichen Perfektion aus, die seine Skulpturen im Vergleich zu den Arbeiten anderer Bildhauer des Expressionismus traditionsgebunden, ja geradezu altmeisterlich erscheinen läßt. Auf Barlachs Interesse an gotischen Holzfiguren, das sich seit 1910 deutlich artikulierte, ist daher immer wieder hingewiesen worden. Als Künstler fühlte sich Barlach den mittelalterlichen Bildschnitzern in der Gesinnung verwandt, allerdings betonte er stets auch den Unterschied in der Form. In der Tat haben Barlachs Skulpturen in ihrer blockhaften Geschlossenheit, in der klaren Ordnung der Massen zu einfachen, stereometrischen Formen und in der einheitlichen Struktur der über kräftige Wölbungen und Mulden sowie über plane Flächen gleichmäßig gespannten Oberfläche eine durchaus andere Ausdrucksqualität als gotische Holzskulpturen mit ihren dramatisch bewegten, durch Faltenstege und Faltentäler zerklüfteten, in Licht- und

Schattenpartien kontrastreich differenzierten Oberflächen.
Zeit seines Lebens bleibt für den Bildhauer Barlach Holz das bevorzugte Material, das seinen künstlerischen Schöpfungen eine besondere Authentizität verleiht. Auch in den 20er Jahren, in denen er sich mit Entwürfen für monumentale Werke im öffentlichen Raum beschäftigt, die er für die Ausführung im Bronze-Guß konzipiert, benutzt der Künstler für die Gestaltung seiner freigewählten plastischen Motive immer wieder den Werkstoff Holz, der ihm in den 30er Jahren, in denen die Nationalsozialisten sein künstlerisches Wirken im öffentlichen Raum zunehmend behindern, erneut besonders wichtig wird.

Artikulieren viele der vor 1914 entstandenen Holzfiguren das »Aufbäumen gegen Üblichkeit und Banalität« des bürgerlichen Lebens, so bringen die Schöpfungen der 20er Jahre die schweren Erschütterungen des Künstlers durch die Erfahrung des Ersten Weltkriegs, der als apokalyptische Katastrophe erlebt wird, zum Ausdruck.
1919 gestaltet Barlach in der lebensgroßen Standfigur des Gesetzgebers *Moses* ein Mahnbild, das seinen als Weltkriegsteilnehmer im Töten so »teufelsmäßig gelehrigen« Mitmenschen jüdischen und christlichen Glaubens die Frage vorhält, ob die Gebote des Alten Testaments ihre Gültigkeit für immer verloren haben.
In den 20er Jahren führt die sich vertiefende Skepsis des Künstlers gegenüber der Integrität grundlegender geistiger Orientierungen der europäischen Zivilisation zur intensiven Auseinandersetzung mit zentralen Fragen des christlichen Glaubens, die sowohl in seinem plastischen und graphischen Schaffen als auch in seinem dramatischen Werk zur Geltung kommt.

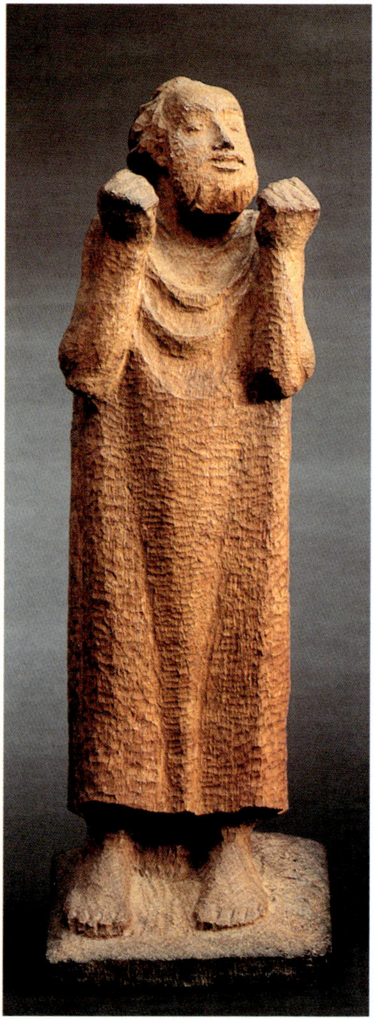
Der Wüstenprediger, 1912, Holz, H. 65,5 cm

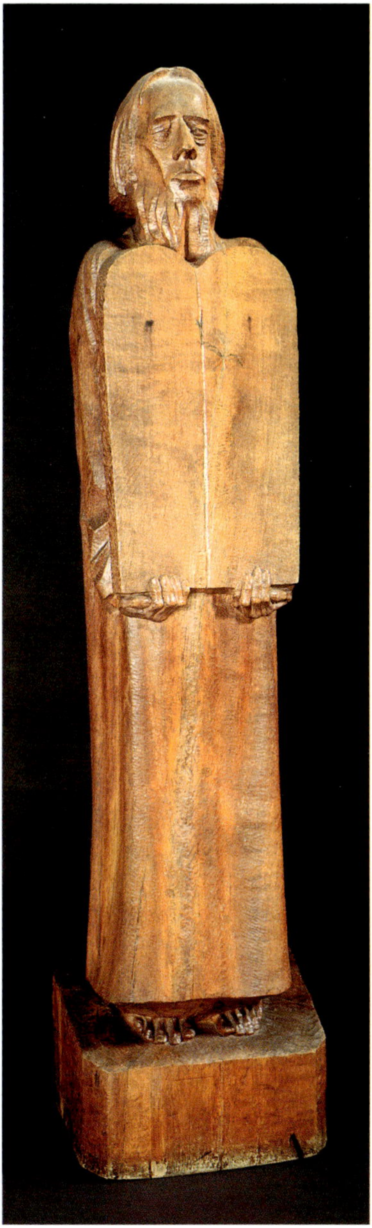

Moses, 1919, Holz, H. 190 cm

Die berühmte Figurengruppe *Das Wiedersehen (Christus und Thomas)* aus dem Jahr 1926 ist ein wichtiges Zeugnis dieser Auseinandersetzung: Die Erzählung des Johannes-Evangeliums vom ungläubigen Apostel Thomas hat in der Geschichte der christlichen Kunst als Bildthema, das den Glauben an die Auferstehung des am Kreuz gestorbenen Jesus bekräftigt, eine lange Tradition. Barlachs Darstellung vermag allerdings keine Heilsgewißheit zu geben. Christus, an den sich der Zweifler Thomas flehend und haltsuchend herandrängt, erscheint nicht als der Gottessohn, der in seiner schönen Körperlichkeit und – wie Goethe es formulierte – »verherrlichten Mannesnatur« den Triumph über den Tod glaubhaft macht; er bleibt in Barlachs Sicht vielmehr der leidgeprüfte Mensch, der »arme Vetter«, als den bereits Heinrich Heine den Gekreuzigten in einem seiner Gedichte angesprochen hat.

Trotz der fundamentalen Zweifel Barlachs an der Tragfähigkeit universeller Sinnstiftungen bleibt der Mensch in seiner Deutung gleichwohl auf ein »Jenseits« orientiert. Dies zeigt sich in der künstlerisch beschworenen Kraft seiner Gestalten zum Innehalten und zur Besinnung auf Eingebungen des Bewußtseins, die vorgegebene Gewißheiten überschreiten.

Die neun Figuren vom *Fries der Lauschenden*, die der Künstler 1926 als Relieffiguren für ein Beethovendenkmal entwarf, aber erst in den Jahren 1930 bis 1935 – nun in Holz – ausführte, sind laut Barlachs eigenem Urteil »sozusagen lauter Andachts- und Heiligengestalten«. In ihrer jeweils un-

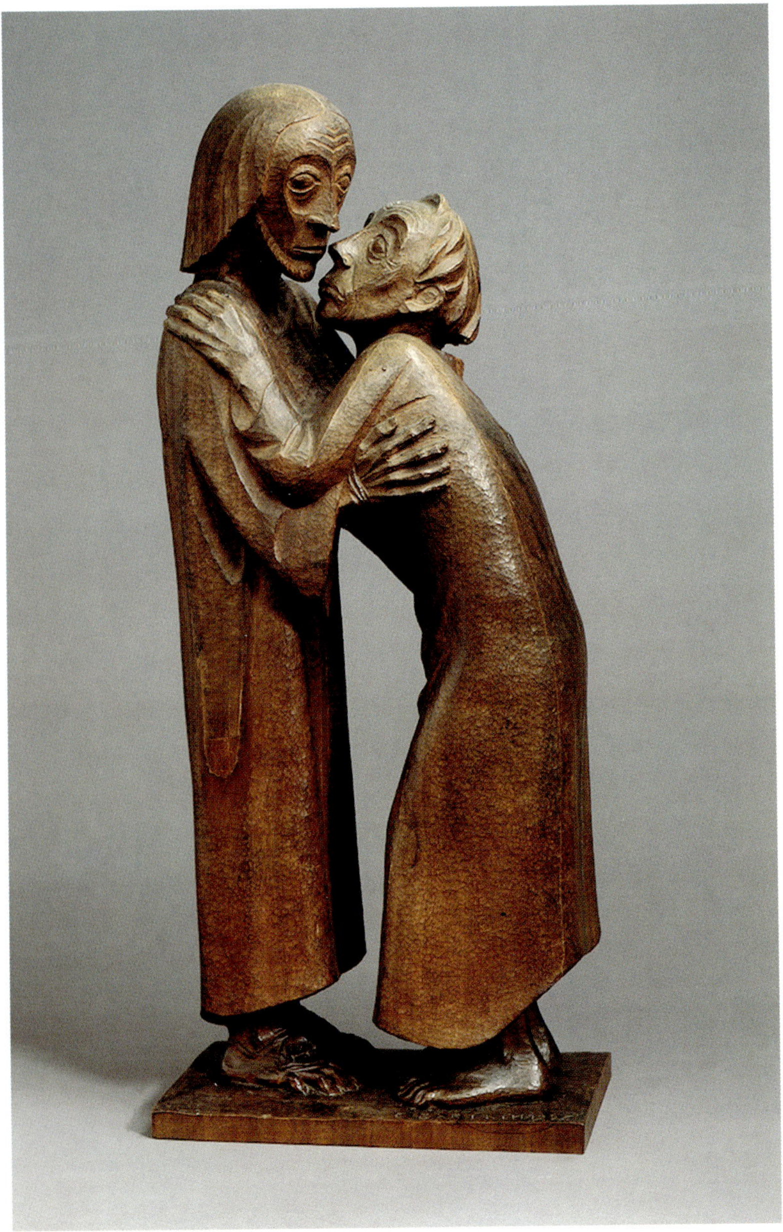

Das Wiedersehen (Christus und Thomas), 1926, H. 90,5 cm

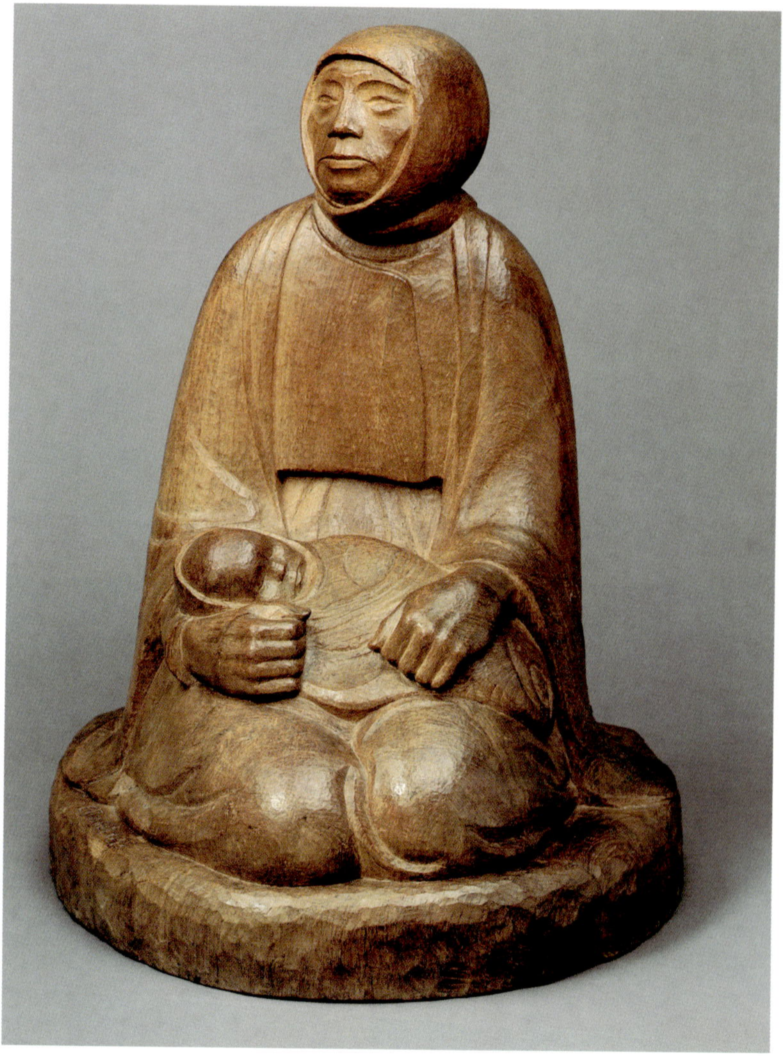

Mutter und Kind, 1935, Holz, H. 72 cm

terschiedlich akzentuierten Haltung des Sich-Öffnens gegenüber einer geistigen Welt stehen die stillen, in-sich-gekehrten Figuren isoliert für sich; zugleich fügen sie sich in der Reihung zu einem harmonischen Ganzen, das die – nicht »massenmenschlich« verordnete, sondern zwanglos entstehende – Ge-

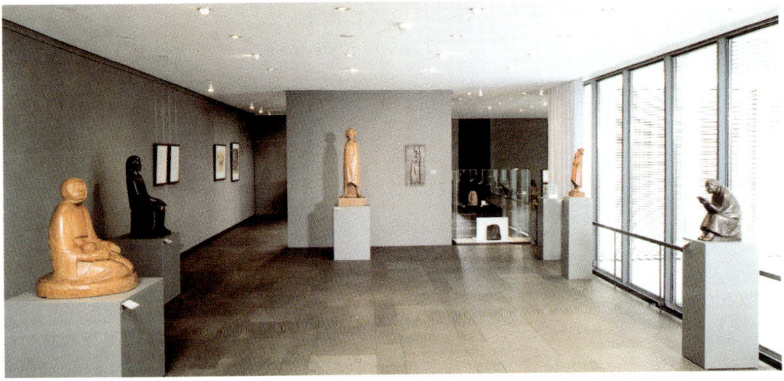

Ausstellungsraum mit Werken der 30er Jahre

meinschaft aller Erkenntnis suchenden Menschen sichtbar werden läßt.

Aus den im Anschluß an den *Fries der Lauschenden* entstandenen Werken klingt deutlich ein härterer Ton. Gerade in den Arbeiten der letzten Lebensjahre zitiert Barlach unmißverständlich die russischen Motive, die die Nationalsozialisten als Beweis für das »Untermenschentum« seiner Kunst brandmarken. In der Figurengruppe *Mutter und Kind* aus dem Jahr 1935 setzt der verfemte Künstler dem nationalsozialistischen Mutterbild die Darstellung einer russischen Bettlerin entgegen: Mit dem Ausdruck des Wissens um die Bedrohungen der Außenwelt ballt diese Mutter ihre Hände, die das friedlich schlafende Kind umschließen, in einer Gebärde der ohnmächtigen Abwehr zu Fäusten.

Bis zu seinem Lebensende blieb Barlach in seinem künstlerischen Bekenntnis standhaft. Die existentielle Frage, die den Künstler mitunter beunruhigte, ob denn das Notwendige, das er spüre, auch ein »Notwendiges für andere« sei, findet auch heute, 60 Jahre nach seinem Tode, in der lebhaften Resonanz vieler Museumsbesucher, die sich von Barlachs Schöpfungen angerührt fühlen, ihre positive Antwort. In der Gesamtschau verbinden sich Barlachs Werke zu einem Œuvre, das aufgrund der Einprägsamkeit und Konsequenz seiner künstlerischen Aussage eine bleibende Herausforderung darstellt.

Eva Caspers

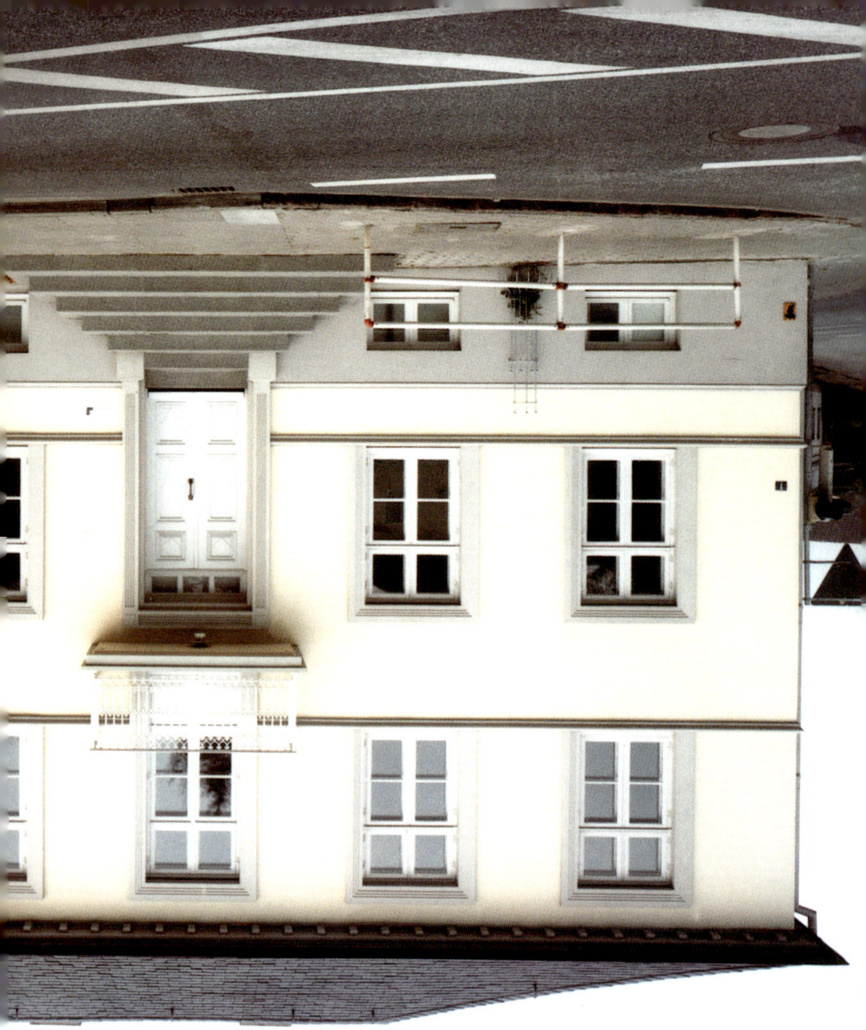

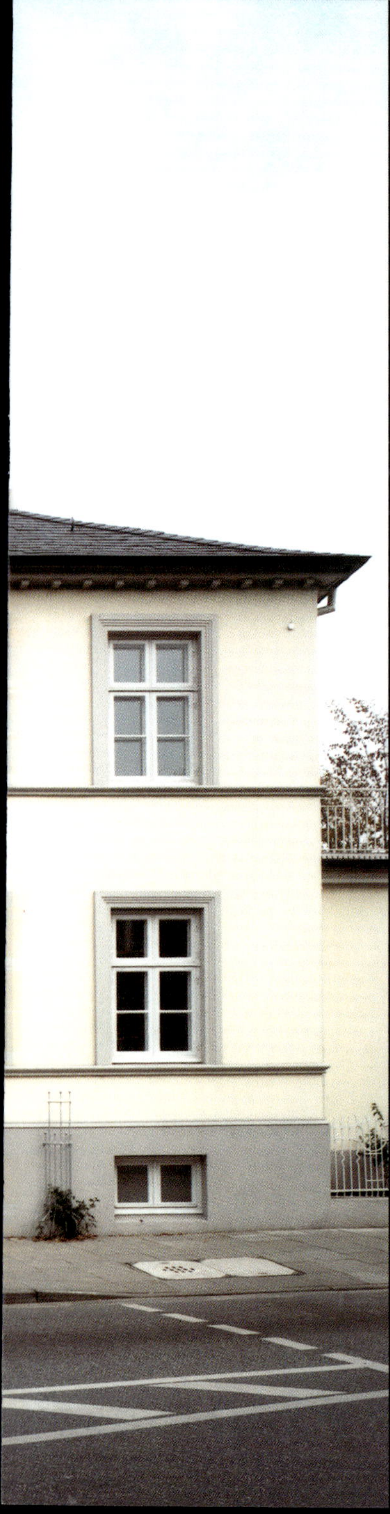

Ernst Barlach Museum Wedel

Mühlenstraße 1
D-22880 Wedel
Telefon: 0 41 03/91 82 91
Fax: 0 41 03/9 71 35
Träger ist die Ernst Barlach Gesellschaft e.V. Hamburg

Öffnungszeiten
Dienstag bis Sonntag
von 10 bis 12 Uhr und
von 15 bis 18 Uhr

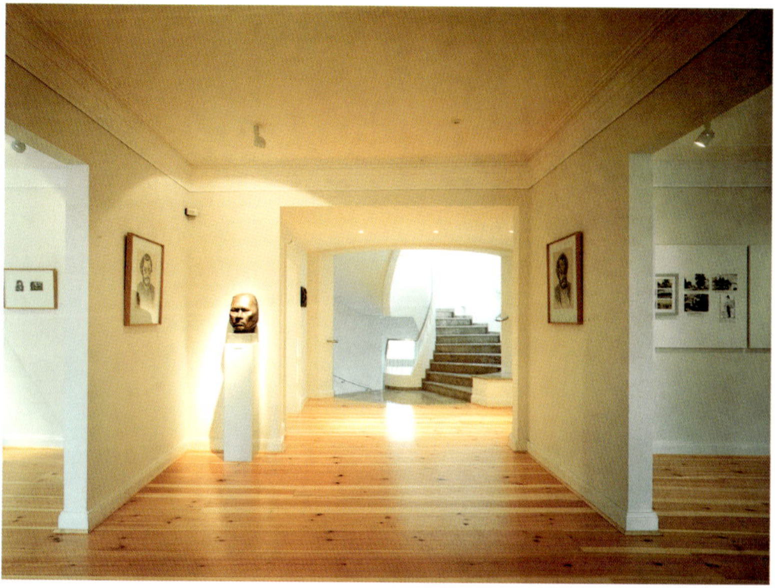

Innenansicht des Museums, Erdgeschoß

Das Ernst Barlach Museum Wedel wurde als das jüngste der vier Barlach Museen im August 1987 für den Ausstellungsbetrieb geöffnet. Aufwendige Baumaßnahmen ließen das klassizistische Bürgerhaus in der Wedeler Mühlenstraße, einst Geburtshaus des Künstlers, zu einem großzügigen und zeitgemäßen Museum werden. Durch die Übernahme umfangreicher Nachlässe und Dauerleihgaben verfügt das Haus heute über eine repräsentative Sammlung an Skulpturen, Zeichnungen, Holzschnitten und Lithographien. Aber auch Briefe und literarische Manuskripte Ernst Barlachs gehören zum Sammlungsbestand des Hauses. So wurden dem Museum vom Land Schleswig-Holstein erst in jüngster Zeit die 200 Briefe und Postkarten Ernst Barlachs an den Freund und Verleger Reinhard Piper zu Forschungs- und Ausstellungszwecken übergeben.

Der Arbeitsschwerpunkt des Hauses liegt genau an der bereits im Werk Ernst Barlachs angelegten Schnittstelle zwischen Literatur und bildender Kunst: Denn Ernst Barlach ist nicht nur bildender Künstler, sondern auch Schriftsteller gewesen, der acht Bühnendramen und ein umfangreiches erzählerisches Werk hinterlassen hat. Aus diesen literarischen Vorlagen schöpft der Künstler vielfach auch das Material für seine Bildwerke. Doch der Dichter weiß, daß das »Wort ein elender Notbehelf, ein schäbiges Werkzeug ist«. So fühlt er sich weit von jeder Überhöhung des Wortes entfernt, geht häufig höchst respektlos

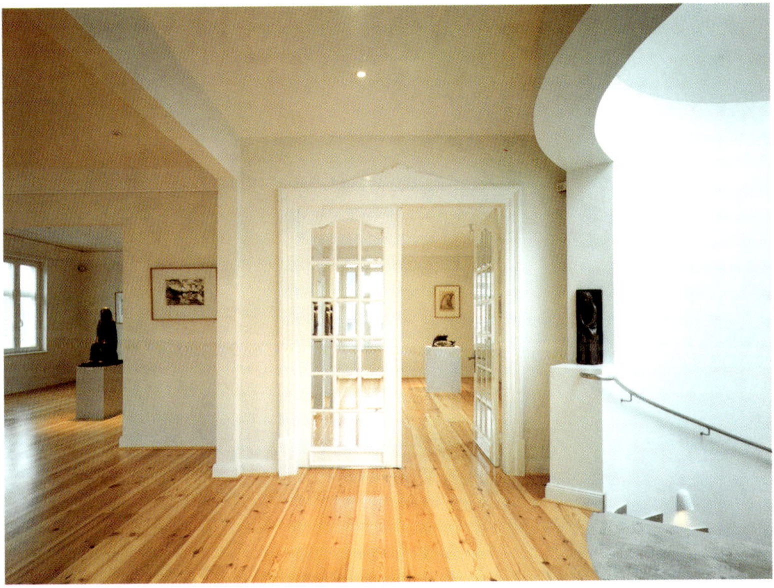

Innenansicht des Museums, Obergeschoß

mit der Sprache um, stellt einen schon geschriebenen Satz auf den Kopf, streicht ihn durch, überschreibt ihn, erfindet ihn neu und baut abenteuerlich verknäulte Perioden, die seine ganze Sprachphantasie beweisen. Zeitlebens bleibt Barlach jedoch ein zwischen den verschiedenen künstlerischen Ausdrucksformen Hin- und Hergeworfener, der schon 1889 an den Freund Friedrich Düsel schreibt: »Nun kann mir die Plastik nicht ganz genügen, deshalb zeichne ich, und weil mir auch das nicht ganz genügt, schreibe ich.«

Seit Dürer ist die Druckgraphik das künstlerische Medium, in dem die Widersprüche einer Zeit sehr viel differenzierter zur Sprache gebracht werden und in dem sich soziale Krisen sehr viel früher Ausdruck verschaffen als in anderen künstlerischen Formen. Seine Hinwendung zur Druckgraphik verdankt Ernst Barlach dem Freund und Verleger Paul Cassirer, der 1898 mit seinem Vetter Bruno den Verlag und Kunstsalon Cassirer in Berlin eröffnet. Als Paul Cassirer Ernst Barlach 1910 bittet, ein Mappenwerk für die inzwischen gegründete Pan-Presse beizusteuern, entscheidet sich Barlach für einen Illustrationszyklus zu dem soeben in Entstehung begriffenen Drama »Der tote Tag«. Erstmals findet er nun eine ihm gemäße Form der Illustration literarischer Stoffe.

Im Ernst Barlach Museum Wedel ist nicht nur dieses faszinierende, aus 27 Blättern bestehende Mappenwerk zum *Toten Tag*, sondern es sind auch

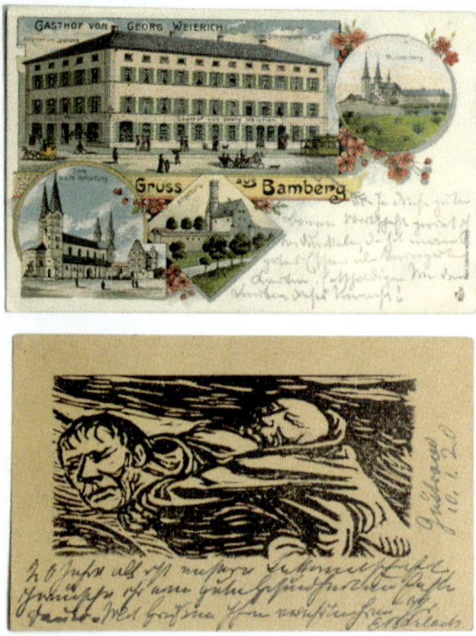

Zwei Postkarten an den Freund Reinhard Piper

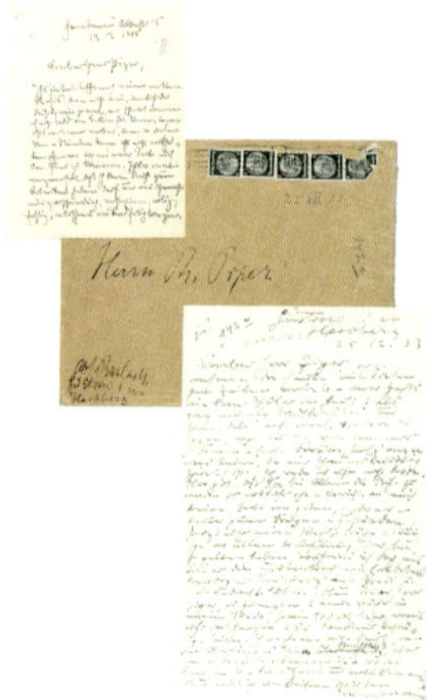

Brief an den Freund Reinhard Piper

die anderen großen Illustrationszyklen, die Ernst Barlach zu den eigenen dramatischen Texten *Der arme Vetter* und *Der Findling* geschaffen hat, gesammelt und ausgestellt. Diese Bildfolgen führen den Betrachter an die Spielorte der dichterischen Phantasie und beleben eigenwillig und spannungsvoll die komplexen Handlungsabläufe seiner Dramen.

Die Nähe zwischen Barlachs künstlerischem und literarischem Werk ist signifikant. Wer seine Dramen liest, wer sich auf die Werke *Der tote Tag, Der arme Vetter, Die echten Sedemunds, Der Findling, Die Sündflut, Der blaue Boll, Der Graf von Ratzeburg* oder *Die gute Zeit* einläßt, sieht hinter den beschriebenen Figuren eines Hans Iver, einer Fräulein Isenbarn, des blinden Kule, des Schiffers Bolz, hinter Noa und Calan auch die Welt der Barlachschen Plastik durchscheinen. So wie der Bildhauer zeigt auch der Dramatiker weder psychologische Interieurs noch Personenportraits, sondern für jedermann sofort identifizierbare Grundtypen menschlicher Befindlichkeit, deren Gebärde, Geste und Körperhaltung mit ausgestreckter Hand, geballter Faust, schreiendem Mund oder gesenktem Kopf die dargestellte Person sofort als Trauernde, Wütende, Singende, Zweifelnde, Lesende oder Bettelnde erkennbar macht.

Das Museum hat sich zur Aufgabe gestellt, auf den unterschiedlichsten Wegen in die Ikonographie und Typologie Barlachscher Figuren einzuführen. Daher setzt die museale Präsentation des Ernst Barlach Museums in Wedel genau an der Schnittstelle zwischen literarischem und bildnerischem Werk Barlachs an. Aus der spannungsreichen Konfrontation dieser sehr unterschiedlichen künstlerischen Ausdrucksformen versucht das Museum zu zeigen, wo sich literarisches und bildnerisches

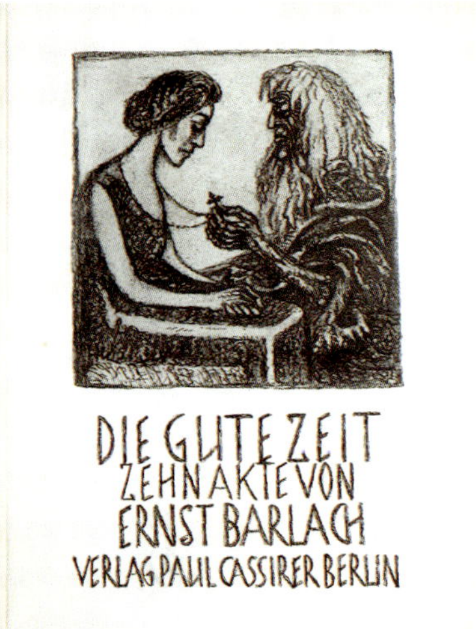

Titelseite zum Drama »Die gute Zeit«
1929, Erstausgabe
Paul Cassirer Verlag Berlin

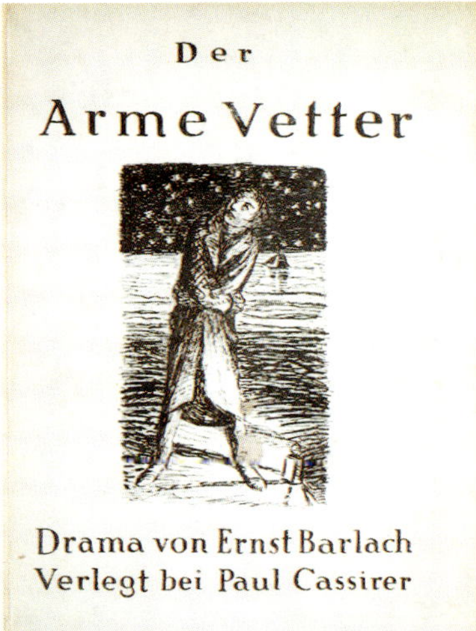

Titelseite zum Drama »Der arme Vetter«
1918, Erstausgabe
Paul Cassirer Verlag Berlin

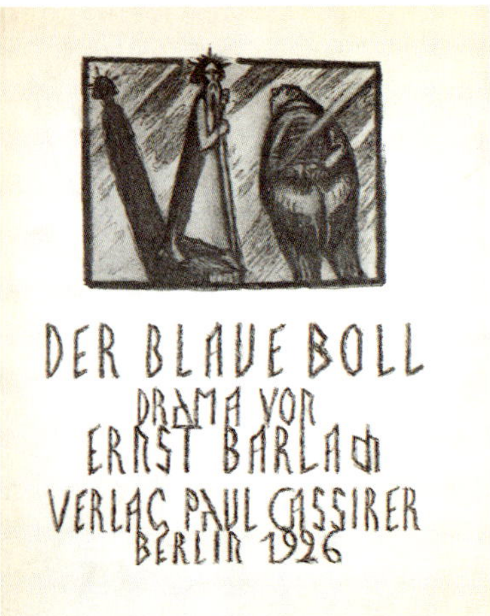

Titelseite zum Drama
»Der blaue Boll«, 1926, Erstausgabe
Paul Cassirer Verlag Berlin

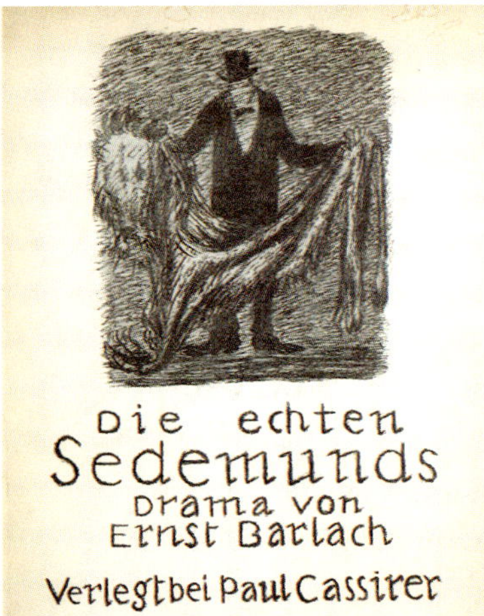

Titelseite zum Drama
»Die echten Sedemunds«, 1920,
Erstausgabe, Paul Cassirer Verlag Berlin

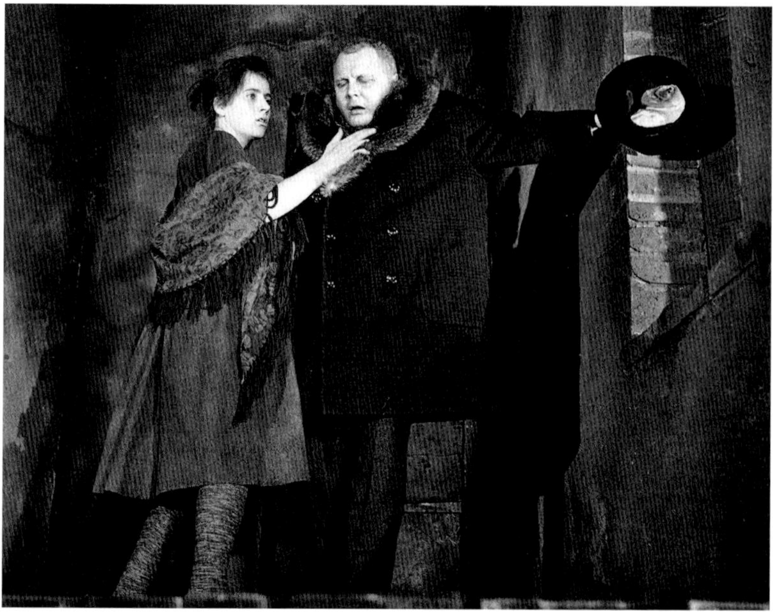

Szenenfoto »Der Blaue Boll«, Schiller Theater Berlin
Inszenierung von Hans Lietzau im Jahre 1961

Werk verzahnen und gegenseitig voranbringen, oder sich vielleicht auch, bedingt durch die verschiedene Stofflichkeit, gegenseitig ausschließen.

In einem gesonderten Bereich des Hauses wird die Geschichte der Bühneninszenierungen und die Rezeptionsgeschichte Barlachscher Dramen exemplarisch dargestellt. Durch die Ausstellung von Szenenfotos, Modellen und Skizzen von Bühnenbildern, Programmheften, historischen und zeitgenössischen Theaterkritiken wird so die Bühnenwirkung und die Geschichte ihrer Inszenierungen erschlossen. In einer anderen Abteilung wird eine detaillierte Dokumentation über die Auseinandersetzung Barlachs mit dem Nationalsozialismus und dessen denunziatorischer Kunstauffassung gezeigt, die ihn in eine Reihe mit solchen Schriftstellern und Künstlern stellt, die wie er vom nationalsozialistischen Bilder- und Büchersturm betroffen waren. Diese rezeptionsgeschichtlichen Ausstellungsbereiche zielen besonders darauf, dem Besucher eine ungefähre Vorstellung darüber zu vermitteln, in welche geistesgeschichtlichen, sozialen und politischen Zusammenhänge sich Person und Werk Ernst Barlachs einordnen lassen.

Die geistige Zeit, in die Ernst Barlach 1870 hineingeboren wird, ist die Wilhelminische Zeit, die Zeit des Bismarck-Reiches, die Zeit chauvinisti-

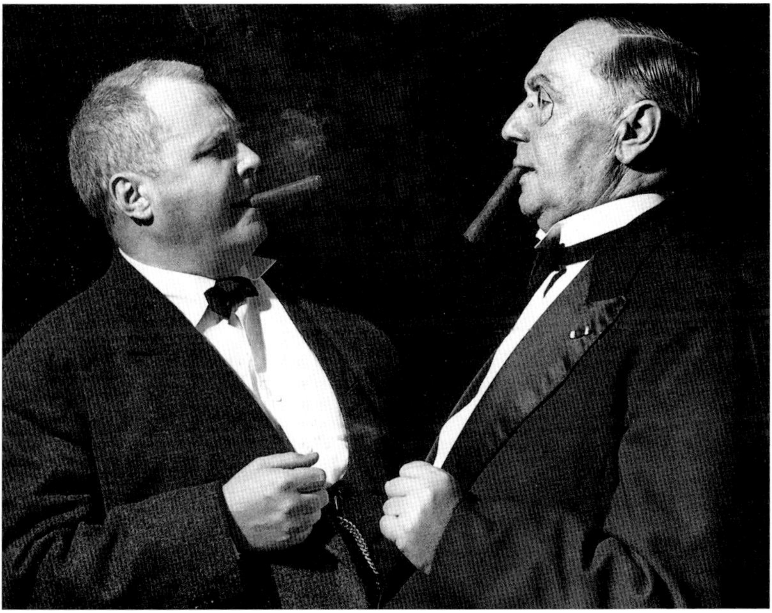

Szenenfoto »Der Blaue Boll«, Schiller Theater Berlin
Inszenierung von Hans Lietzau im Jahre 1961

scher und imperialer Überheblichkeit, der Gartenlaubenromantik, des genießerischen Ästhetentums und der selbstgefälligen Spießbürgerlichkeit. Inmitten dieser Epoche stellen junge Künstler immer häufiger die Frage nach dem Zustand einer verlogenen Welt, die nicht mehr die ihre ist. In Kunst und Literatur bildet sich das heraus, was wir Naturalismus nennen. Künstler und Schriftsteller nehmen jetzt deutlicher und bewußt Kenntnis von den großen sozialen Veränderungen und entwickeln in Erweiterung des Realitätsbegriffes eine kritische Haltung gegenüber der bürgerlichen Welt und ihrer Ideologie. Darwin, Marx und Nietzsche, aber auch die unterschiedlichsten religiösen und politischen Strömungen bestimmen das Denken der jungen Generation. Was im Naturalismus begonnen wird – der Abbau der Fassade, falscher Geltungen und Ansprüche, die Hinwendung zur menschlichen Elendssituation – findet nach der Jahrhundertwende seine Weiterführung und Vertiefung. Angesichts der Schrecken des Ersten Weltkrieges, der drohenden Vereinsamung in gigantisch aufstrebenden Städten mit ihren antlitzlosen Menschenmassen, der Isolierung des Individuums in einer als dämonisch empfundenen, perfektionierten technischen Umwelt entstehen Alptraumbilder von Zerstörung und Untergang. »Menschheitsdämmerung« und »Menschheits-

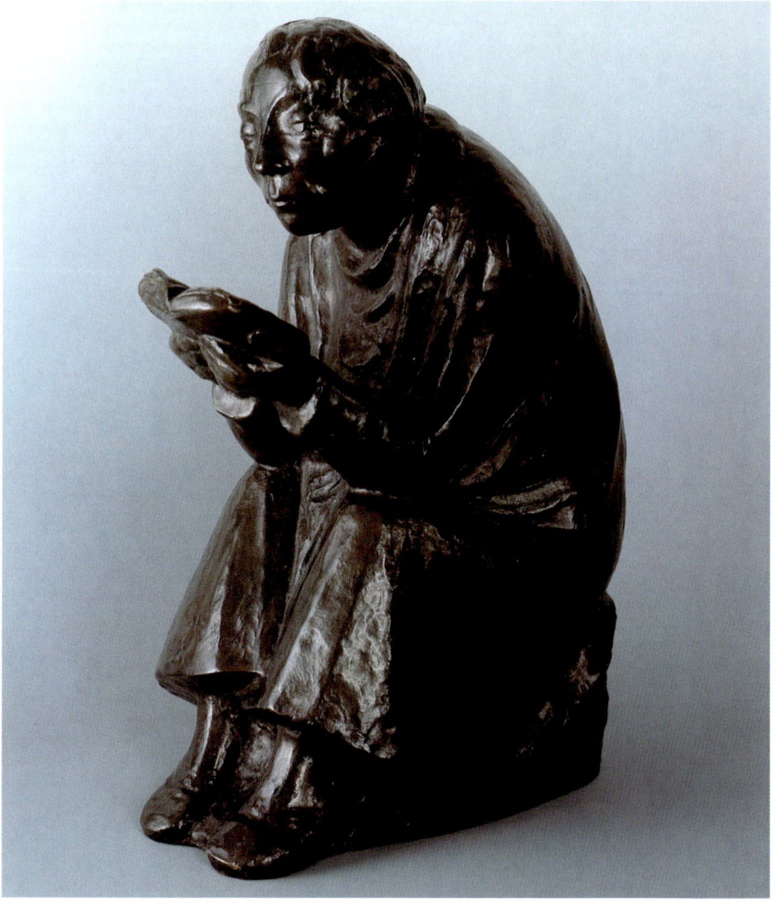

Der Buchleser, 1936, Bronze, H. 47 cm

werdung« sind die Begriffe, mit denen sich die Künstler über die Zeit zu erheben versuchen und den Traum von einer anderen Welt träumen. »Ich habe den neuen Menschen gesehen«, ist ein für den sich herausbildenden Expressionismus bezeichnender Satz des Dramatikers Georg Kaiser, und der Dichter Franz Werfel formuliert in seiner ersten Lyriksammlung *Der Weltfreund* programmatisch den expressionistischen Menschheitsglauben als Ausweg und Hoffnung: »Mein einziger Wunsch ist, Dir, o Mensch, verwandt zu sein!« Getragen von der zwischen 1870 und 1890 geborenen Generation, die sich einig ist im Ruf nach einer neuen Zeit und einem neuen Menschen, entsteht so in

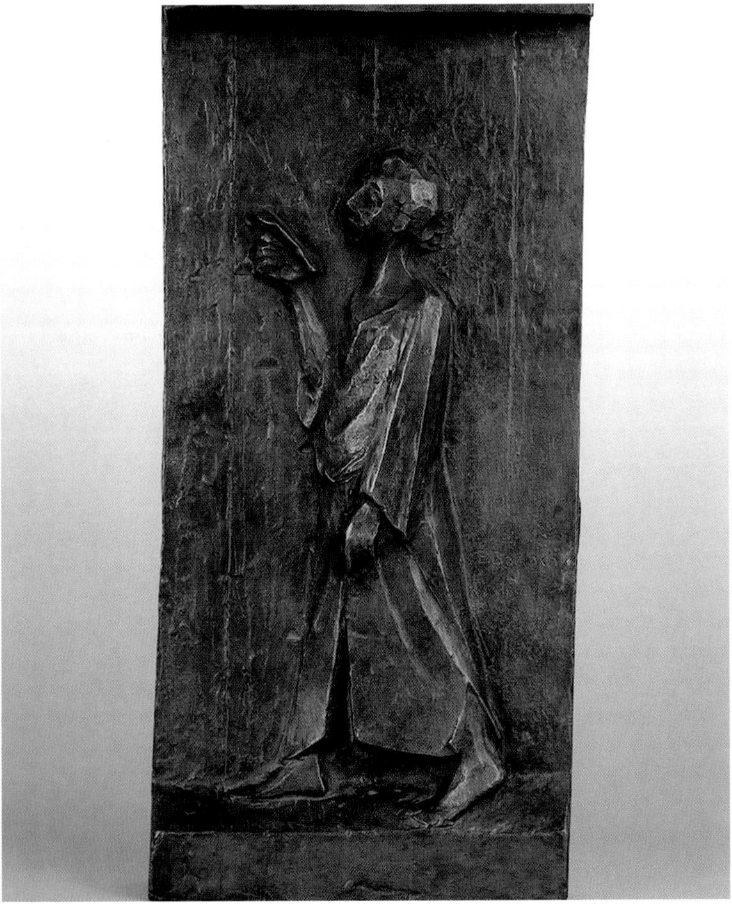

Der Dichter, 1916, Bronze, H. 54 cm

der künstlerisch-avantgardistischen Jugend ein Gemisch von religiöser Erneuerungsstimmung und revolutionärer Empörung. In den künstlerischen Versuchen dieser Generation geht es immer wieder darum, das äußere Erscheinungsbild eines Gegenstandes so zu verändern, daß er zum adäquaten Ausdruck des Inneren wird. Die Expression, der emotionale Aufschrei, gelangt kurzfristig in Literatur und Kunst zum beherrschenden Stilmittel.

Das ist die Zeit, deren Auswirkungen auch bei der Betrachtung des Werkes von Ernst Barlach spürbar sind. Vor diesem Hintergrund jedoch bildet er eine völlig eigenständige Weltsicht heraus. Für Barlach geht es primär um die Frage der Erlösung von irdischer Begrenztheit und Schwäche, um eine »Rettung der gequälten Kreatur«.

In abstrahierender Sprache, in der sich oft Sinnliches und Begriffliches in komplizierten Wendungen und Bildern mischen, umkreist Barlach das Unsagbare, sucht er das letzte Wort, forscht er nach dem Wort hinter den Wörtern. Walter Muschg schreibt dazu: »Die Sprache des Dichters Barlach stammt aus der Unruhe einer mystisch gebrochenen Seele. Das Leiden am Widerspruch zwischen sinnlicher und übersinnlicher Realität macht ihn als Sprachkünstler unnachahmlich. Man muß zu Jean Paul, zum jungen Herder, zu Jacob Böhme zurückgehen, um eine deutsche Prosa zu finden, die ähnlich reich ist an visionären Schauern und Bildern, an bizarr aufzuckendem Sprachwitz und tragisch-groteskem Humor. Auch er umkreist eine transzendente Wirklichkeit mit der Wortfülle des an der Sprache Verzweifelnden, dem nur für Momente die Erleuchtung zuteil wird. Auf weiten Strecken kann er das Wesen der Dinge nur in komplizierten Reflexen spiegeln, und er verstrickt sich dann leicht in eine übersteigerte Ausdrucksweise, die sein Erliegen vor dem Undarstellbaren anzeigt.« In Barlachs vielfach eigenwilliger, von christlich-protestantischem Sprachduktus und alt-testamentarischem Pathos geprägter Sprache zeigt er die menschliche Situation in ihrer ganzen »Blöße zwischen Himmel und Erde«. Das Ringen zwischen Glaube und Unglaube, das Pendeln zwischen Angst und Hoffnung, Ahnen und Suchen, Fragen ohne sichere Antwort, Gottessehnsucht und Verzweiflung werden dabei zu den Primärmotiven seines literarischen Schaffens. »Ich habe keinen Gott, aber Gott hat mich!« sind die letzten Worte des Grafen von Ratzeburg in dem gleichnamigen Drama, der sich von dem angestammten Bereich der irdischen Geltungen losreißt, um in der Suche nach Gott seine einzige Legitimation zu finden.

Die Erschütterung über die Beschaffenheit des menschlichen Daseins ist Anstoß für Barlachs gesamtes Schaffen. Sie ist die existentielle Grunderfahrung, die als Motiv hinter seinem gesamten Werk steht. Es ist die Erschütterung über die Unzulänglichkeit des Daseins und über die Schwäche und Begrenztheit menschlichen Handelns. Dabei empfindet Barlach diese Unzulänglichkeit so, als ob sie seine persönliche Schuld wäre, das heißt, so, als ob er persönlich die Verantwortung dafür trage. Hier wird ein Wesensmerkmal Barlachs deutlich: Die Entschiedenheit und der Ernst seines Fragens. »Der Weg der Barlachschen Helden ist«, wie Walter Jens es formuliert, »ein Weg vom Schein zum Sein und von der ›Geltung‹ zur ›Wahrheit‹«.

Wie schon gezeigt, fühlt Barlach einen tief sitzenden Widerspruch auch zwischen bildnerischer und literarisch-dramatischer Arbeit. In einem Brief an den Freund Friedrich Düsel schreibt er: »Ich habe offenbar keine Ahnung von meinem dramatischen Abseitertum, ich weiß nur, daß die Sehnsucht in mir lebt, die einfache Linie meiner Plastik und die Simpelheit des Gefühls in meinen Holzarbeiten zu gewinnen, um das auszusprechen, was ich nur im Drama sagen kann. Die Teufelei hat mich nun mal gefaßt – das Ringen mit dem ge-

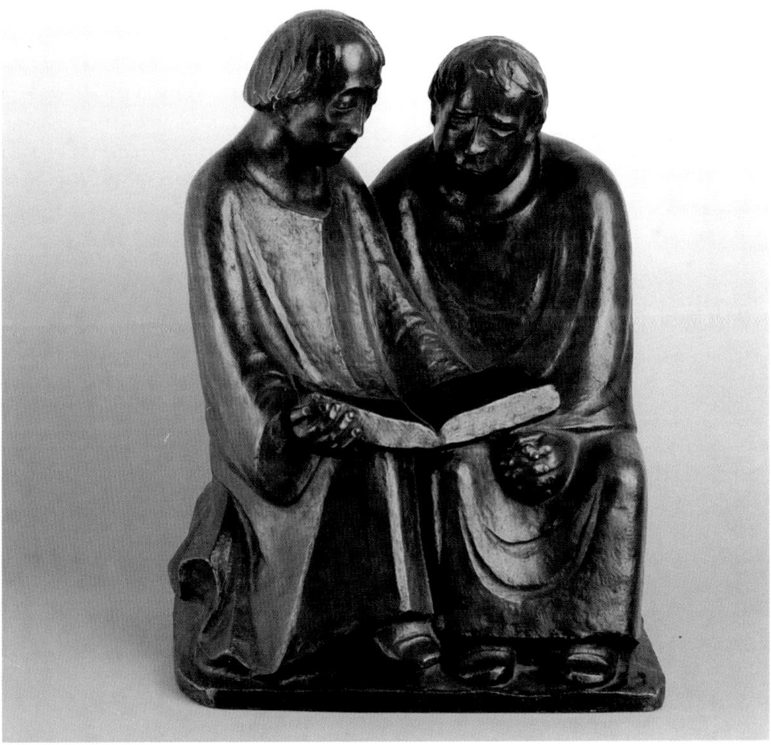

Die lesenden Mönche III, 1932, Bronze, H. 58 cm

ahnten Unerreichbaren wird nicht zur Ruhe kommen.« Schon in seinem ersten Drama, *Der tote Tag* zeigt Barlach, wie weit »das Ringen mit dem geahnten Unerreichbaren« geht. Ort der Handlung ist ein großer Wohnflur. Die Mutter lebt in ständiger Angst, ihr Sohn könne sich aus der häuslichen Sphäre befreien und sie verlassen. Doch sie macht sich die Hausgeister zu nutze, um die Gedanken ihres Sohnes zu entschlüsseln. Aber der Sohn träumt nur noch von der Freiheit aus mütterlicher Enge und Gewahrsam. Kule, ein alter, blinder Mann tritt dazu. Er kehrt zu der Frau zurück, die er einst verließ, als sie ein Kind erwartete. Kule hat in sein Wanderbündel den Seufzerstein gewickelt. In ihm ist das Leid der Welt enthalten. Kommt er, um den Sohn zu befreien? Kule sagt: »Ich stand am Kreuzweg und sann (...) da geschah es wie ein Wink heranzutreten und sieh, am Meilenstein lehnten drei Wanderstäbe, davon sollte einer mein Lebensbruder werden. Und ich griff mit Grausen hinein zwischen sie und faßte den ersten. Aber kaum, daß ich ihn hielt,

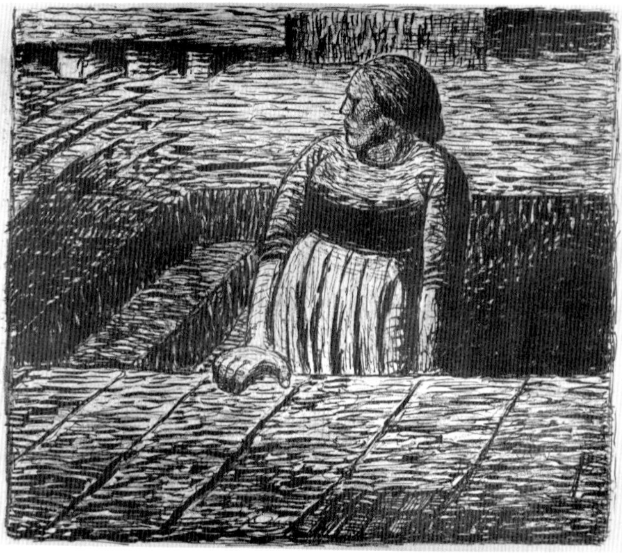

Der tote Tag »Stehende Frau auf halber Treppe«, 1912, Lithographie, 22,3 × 25,4 cm

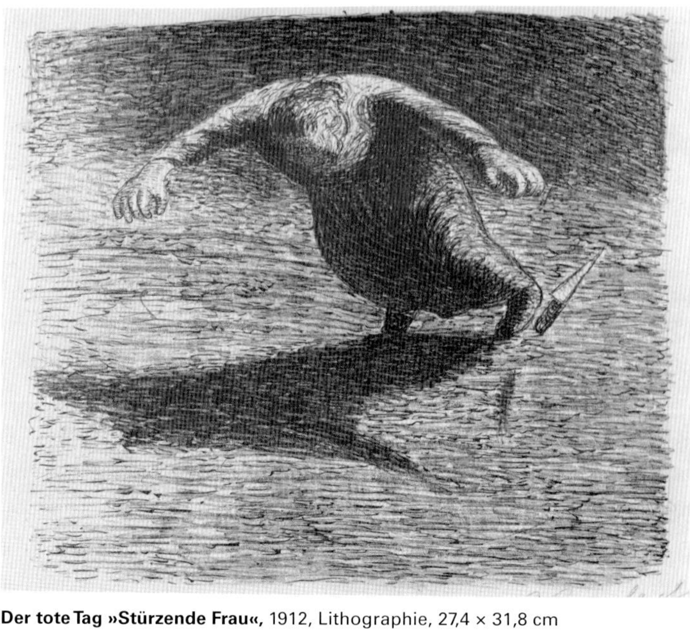

Der tote Tag »Stürzende Frau«, 1912, Lithographie, 27,4 × 31,8 cm

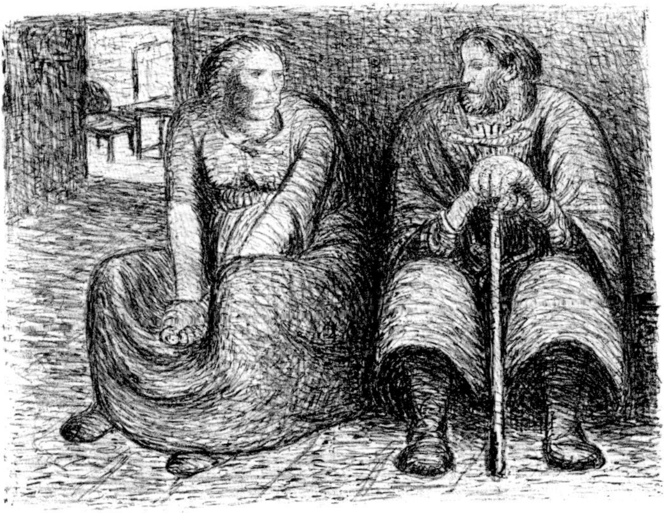

Der tote Tag »Das Paar im Gespräch«, 1912, Lithographie, 29,4 × 36,8 cm

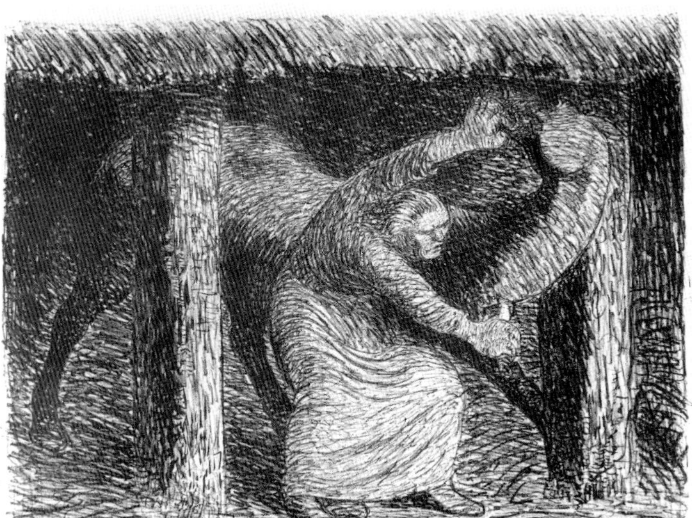

Der tote Tag »Die Mörderin«, 1912, Lithographie, 29,4 × 36,8 cm

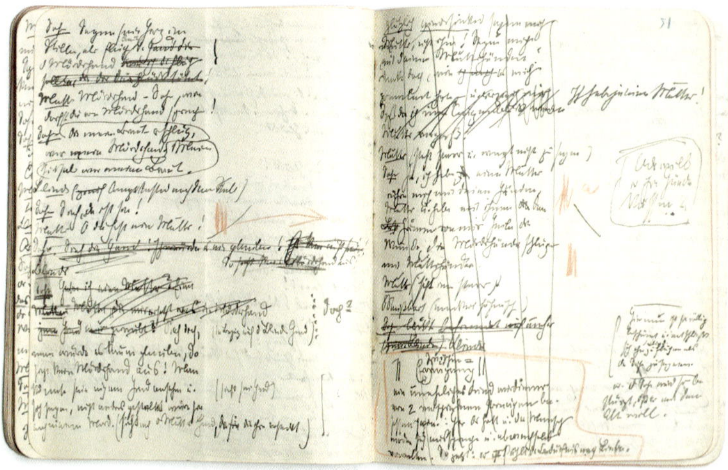

Manuskript »Der Göttersohn«

zerrann er in meinen Fingern wie Wind und mit dem zweiten geschah desgleichen. Dieser hier aber war der dritte, der führte mich in die Welt, und die Welt ist Leiden.« Diese Worte des Kule zeigen, daß es bei Barlach Erkenntnis und Weitung der begrenzten menschlichen Möglichkeiten nur am Ende eines langen, mühsamen Weges gibt.

Barlach geht es um die Wahrheit, es geht ihm um die Wahrheit hinter den vorhandenen und leicht verfügbaren Wahrheiten – und somit um eine philosophische Fragestellung. Aber er verfolgt diese Fragestellung nicht mit dem Mittel der Philosophie, dem exakten Begriff, sondern mit den Mitteln der Kunst, dem Bild. Trotzdem versucht er immer wieder mit dem abstrakten Schwung eines Philosophen, Selbstinterpretationen und Verdeutlichungen seines Schaffens zu liefern. So gibt er in seinen literarischen Fragmenten folgende Selbstbefragung nach seinem Glauben: »Die Wahrheiten sind sinnliche, menschliche Erfindungen, die Wahrheit ist die Unsichtbarkeit selbst, das Sein des Seins, das Unnennbare, für das der zweisilbige Klang nichts als Beweis ist, daß die menschliche Unzulänglichkeit eines zulänglichen Übermenschlichen bewußt ist, das sie benamst, um es nur als etwas Existentes zu bezeichnen: die Ausströmung des ewig unbekannten Gottes, dessen, was eben nicht menschenmäßig ist und darum nicht von Menschen erfaßbar, also ihnen unbekannt ist und bleibt.« Der Dichter beschreibt hier unmittelbar seine geistige Nähe zur zeitgenössischen Philosophie. Man erkennt den tragischen, zutiefst menschlichen Barlach und begreift, in welcher Nähe zum

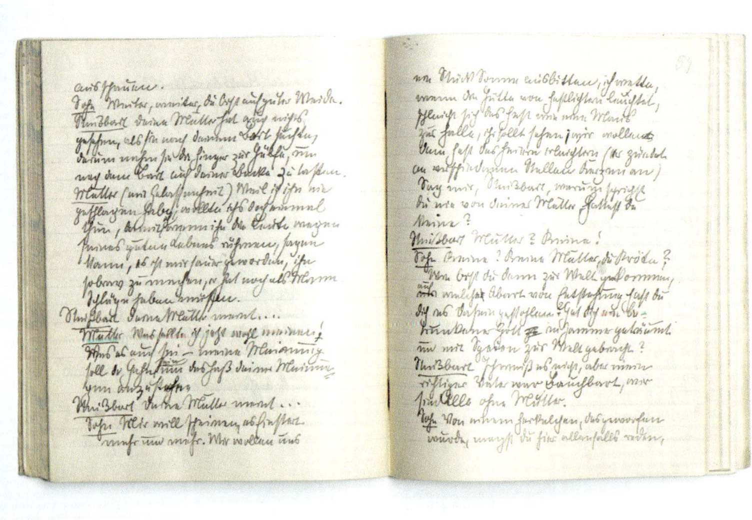

Manuskript »Der tote Tag«

Denksystem eines Nietzsche oder Heidegger sich die für ihn verbindliche ethische Ordnung bewegt. Unermüdlich predigt er die moralische Besserung, damit in das Zusammenleben der Menschen mehr Verantwortung und Sorge für den Nächsten komme. Schroff wendet er sich dabei gegen die »besitztolle Gesellschaft« die – wie jeder weiß – die Welt dominiert.

Der blinde Kule, aus dem Drama *Der tote Tag* sagt es so: »Wenn ich nachts liege und die Finsterniskissen mich drücken, dann drängt sich zuweilen um mich klingendes Licht (…) und da stehen dann die schönen Gestalten der besseren Zukunft um mein Lager. Noch starr, aber von herrlicher Schönheit, noch schlafend – aber wer sie erweckte, der schüfe der Welt ein besseres Gesicht. Das wäre ein Held, der das könnte.« Da Barlach die bestehende Gesellschaft unter moralischen Gesichtspunkten kritisiert und als einziges Mittel einer positiven Veränderung menschlichen Zusammenlebens nur die sittliche Erneuerung anerkennt, spielen diese Kategorien für den Aufbau seiner Literaturstoffe die ausschlaggebende Rolle. Auch in dem Drama *Die echten Sedemunds*, in dem er die schachernde, auf Lüge, Betrug und heimliche Verbrechen gegründete kleinstädtische Bürgerwelt durchleuchtet und anklagt. In den Stücken *Der Findling* und *Die Sündflut*, deren Handlungen sich ganz im mythologischen Bereich abspielen, geht es um die Ablösung der alten Zeit durch eine neue, um die Beendigung von Zuständen, in denen die Menschen, nach dem Wolfsgesetz lebend, sich gegenseitig berauben und töten. Barlach wird nicht müde, durch

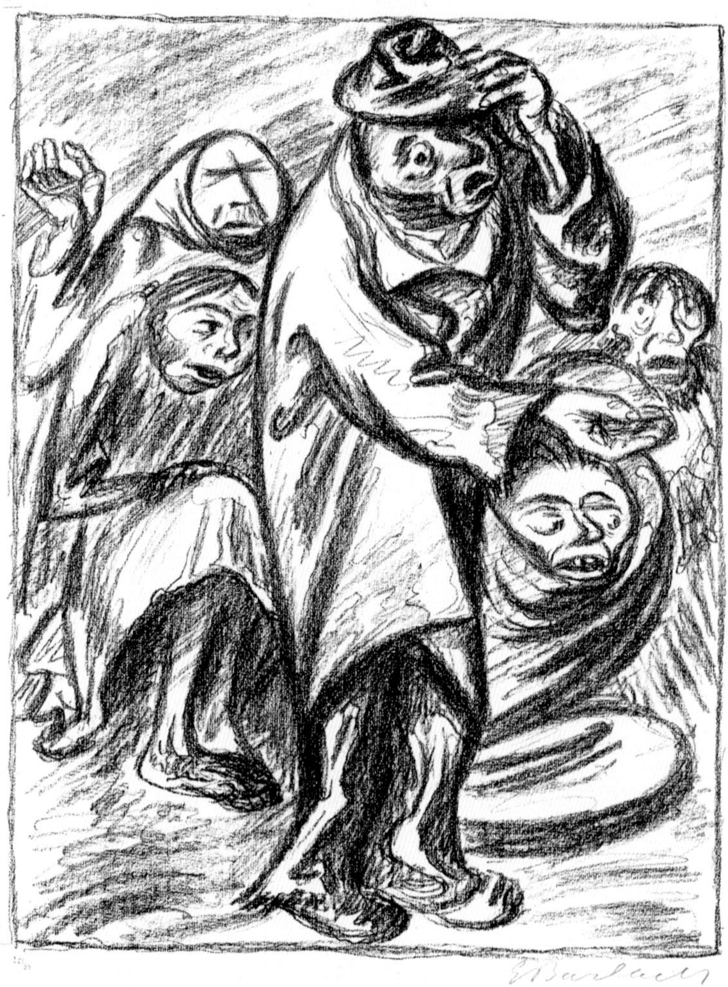

Bettelvolk, 1930, Lithographie, 36,7 × 27,3 cm

seine Dramen eindringliche Gewissensappelle an den Menschen zu richten und ihn zu Liebe, Menschlichkeit und Güte zu überreden. Die vielfach mythisch-irrationale Komponente seines humanistischen Menschen- und Gesellschaftsbildes versperrt ihm jedoch gerade in den Dramen jene Vorstöße in gesellschaftsbezogene Konzeptionen, die ihm in seinen bildkünstlerischen

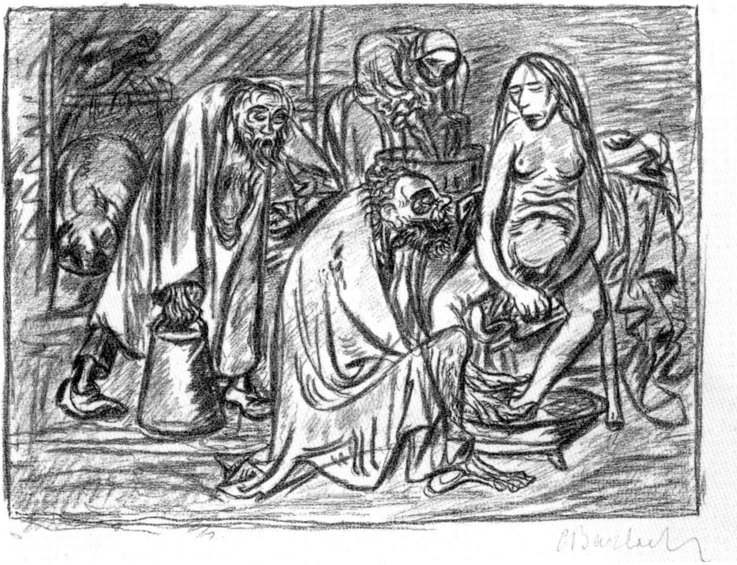

Die Erhalterin der Familie, 1930, Lithographie, 27,8 × 37 cm

Arbeiten gelingen. Dabei ist besonders an die im Ernst Barlach Museum Wedel zu sehenden druckgraphischen Zyklen *Kriegszeit* und *Der Bildermann* und an die großen lithographischen Blätter *Fluch, Empörung* oder *Der Henker, Vergnügtes Einbein, Steiniger Weg, Elend, Die Erhalterin der Familie* oder *Bettelvolk* zu denken, die voller Abscheu gegen die entsetzlichen Folgen von Krieg, Armut und Hunger antreten. Thematisch knüpfen die im Museum gezeigten Ausstellungen und Veranstaltungen zur Kunst und Literatur des 20. Jahrhunderts immer an das Werk Ernst Barlachs und seine Zeit an und tragen dem Bemühen um ausgewogene Präsentation in besonderer Weise Rechnung. So realisiert das Haus regelmäßig Ausstellungen und Veranstaltungen zur Kunst und Literatur der klassischen Moderne und dem deutschen Expressionismus. Literarische Veranstaltungsreihen mit Vorträgen und Autorenlesungen begründen zusätzlich das lebendige Profil des Hauses als kulturelles Zentrum für die Hamburger Elbvororte und den Kreis Pinneberg. Als Forum für den Dialog zwischen bildender Kunst und Literatur werden im Ernst Barlach Museum in Wedel aber auch künstlerische und literarische Tendenzen der Gegenwart vorgestellt und diskutiert, wenn die Ernst Barlach Gesellschaft hier einmal im Jahr den Ernst Barlach Preis für Kunst und in unregelmäßigen Abständen den Ernst Barlach Preis für Literatur vergibt.

Jürgen Doppelstein

1870 Ernst Heinrich Barlach als ältester von vier Söhnen am 2. Januar in Wedel bei Hamburg geboren. Eltern: Dr. Georg Barlach, praktischer Arzt, und Frau Louise, geb. Vollert.

1872 Übersiedlung nach Schönberg (Mecklenburg).

1877 Umzug nach Ratzeburg.

1884–1887 Tod des Vaters; erneute Übersiedlung der Familie nach Schönberg. Freundschaft mit Friedrich Düsel.

1888–1891 Besuch der Gewerbeschule Hamburg.

1891–1895 Studium der Bildhauerei an der Dresdner Königlichen Akademie.

1895–1897 Paris-Aufenthalt, zeitweiliger Besuch der Académie Julian; 1896 bei der Mutter in Friedrichroda (Thüringen); 1897 zweiter Paris-Aufenthalt.

1898 Mit Carl Garbers Arbeit an Skulpturen für das Altonaer Rathaus in Hamburg. Zeichnungen für die Münchener Zeitschrift Jugend (bis 1902). Frühe literarische Versuche. Auf der Großen Berliner Kunstausstellung mit der *Krautpflückerin* vertreten.

1899–1905 Aufenthalt in Berlin. Erste Begegnung mit dem späteren Verleger Reinhard Piper; 1901/04 in Wedel: Entwürfe für die Töpferei Mutz in Altona; anschließend Lehrer an der Fachhochschule für Keramik in Höhr (Westerwald); 1904/05 erneuter Berlin-Aufenthalt.

1906 Mit dem Bruder Nikolaus Reise nach Rußland zu Bruder Hans. Taschenbücher mit Skizzen, *Russisches Tagebuch*. Geburt des Sohnes Nikolaus in Berlin.

1907–1909 Mitglied der Berliner Secession. Förderung durch August Gaul und Paul Cassirer. Aufnahme der Arbeit am Drama *Der tote Tag*. Villa-Romana-Preis. Aufenthalt in Florenz, dort Begegnung mit Theodor Däubler.

1910 Übersiedlung nach Güstrow, lebt in gemeinsamem Haushalt mit Mutter und Sohn. Güstrower Taschenbuchzeichnungen.

1912 Veröffentlichungen: Drama *Der tote Tag* (27 Lithographien); Prosadichtung *Eine Steppenfahrt* (13 Lithographien).

1913 Mit Paul Cassirer und Tilla Durieux in Holland, mit Theodor Däubler Reise durch Mecklenburg (Diario Däubler).

1917 Erste Gesamtausstellung bei Paul Cassirer, Berlin.

1918 Buchausgabe *Der arme Vetter* (1919 Ausgabe mit Lithographien).

1919 Mitglied der Preußischen Akademie der Künste, Berlin. Holzschnitte zur Not der Kriegszeit.

1920 Tod der Mutter. Buchausgabe des Dramas *Die echten Sedemunds*.

1922 Erscheinen der Folge von Lithographien *Die Ausgestoßenen* sowie der

Buchausgabe des Dramas *Der Findling* mit 20 Holzschnitten.

1923 Mit 20 Holzschnitten erscheint *Goethe. Walpurgisnacht.*

1924 Kleist-Preis. Buchausgabe des Dramas *Die Sündflut.* Mit 31 Lithographien erscheint *Goethe. Gedichte.*

1925 Ehrenmitglied der Bayerischen Akademie der bildenden Künste. Beginn der Freundschaft mit Bernhard Böhmer und dessen Frau Marga, Barlachs späterer Lebensgefährtin.

1926 Ausstellung der Holzskulpturen im Kunstsalon Paul Cassirers kurz nach dessen Freitod. Buchausgabe *Der blaue Boll.*

1927 Das *Ehrenmal* für den Dom zu Güstrow. Arbeit an dem Drama *Der Graf von Ratzeburg.*

1928 Buchausgabe *Ein selbsterzähltes Leben.* Ehrenmal *Der Geistkämpfer* vor der Universitätskirche in Kiel.

1929 Nach Aufstellung des *Ehrenmals* im Magdeburger Dom nationalistische Angriffe gegen Barlach. Buchausgabe des Dramas *Die gute Zeit.*

1930 Retrospektive Ausstellung zum 60. Geburtstag in der Preußischen Akademie der Künste. Ausstellung von Bronzen in der Galerie Alfred Flechtheim, Berlin.

1930–1932 Figurenfolge der *Gemeinschaft der Heiligen* für die Katharinenkirche in Lübeck geschaffen.

1931 Ehrenmal für Hamburg; Bezug der Werkstatt im Atelierhaus in Güstrow am Heidberg.

1933 Rundfunkrede in der Sendereihe »Künstler zur Zeit«. Verleihung der Friedensklasse des Ordens Pour le mérite.

1934 Ausstellung in der Kunsthalle Bern, *Magdeburger Mal* an die Nationalgalerie überwiesen und magaziniert. Auftrag Hermann F. Reemtsmas zur Vollendung des *Frieses der Lauschenden.*

1935 Im Piper-Verlag München erscheint das Buch: *Ernst Barlach. Zeichnungen* mit einer Einführung von Paul Fechter, das im Frühjahr 1936 beschlagnahmt wird.

1936 Barlachs Werke aus der Jubiläumsausstellung der Preußischen Akademie der Künste entfernt. Arbeit am Roman *Der gestohlene Mond* und am Drama *Der Graf von Ratzeburg.*

1937 *Der Geistkämpfer* in Kiel demontiert. 381 Werke in öffentlichen Sammlungen als »entartet« beschlagnahmt; die Plastik *Das Wiedersehen* und das *Buch der Zeichnungen* auf der Ausstellung »Entartete Kunst« in München. Entfernung des *Güstrower Ehrenmals.* Erzwungener Austritt aus der Preußischen Akademie der Künste.

1938 Abriß des Hamburger Ehrenmals. Am 24. Oktober stirbt Ernst Barlach in einer Rostocker Privatklinik. Trauerfeier im Güstrower Atelierhaus, Begräbnis in Ratzeburg.

Abbildungsnachweis

Für die Ernst Barlach Stiftung Güstrow: Architekten Hoffmann+Krug, Güstrow/Kiel S. 16; alle übrigen: Uwe Seemann, Güstrow;

für das Ernst Barlach Haus Hamburg: Heinz-Peter Cordes, Hamburg;

für das Ernst Barlach Museum Ratzeburg: Susanna Förster, Wedel;

für das Ernst Barlach Museum Wedel: Gert von Basewitz, Hamburg S. 78, 79; Ilse Buhs, Berlin S. 82, 83; alle übrigen: Susanna Förster, Wedel

für die übrigen Seiten: Ernst Barlach Lizenzverwaltung, Ratzeburg (Frontispiz und Seite 11); Hans-Jürgen Wohlfahrt, Ratzeburg (S. 9); Ernst Barlach Stiftung Güstrow (S. 6)

Bariatric Surgery

What Every Provider Needs to Know